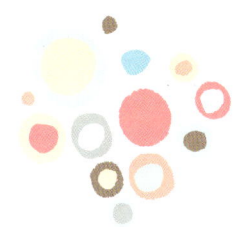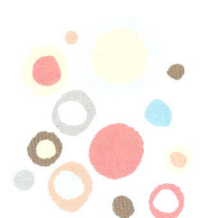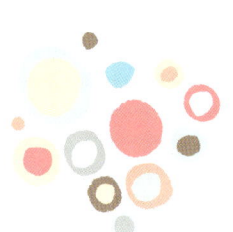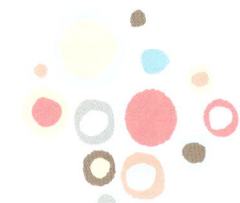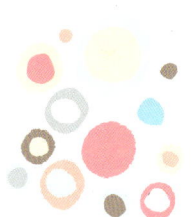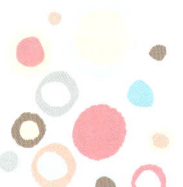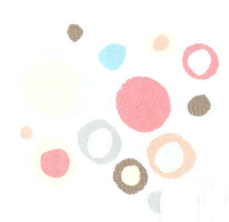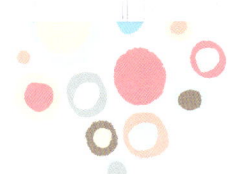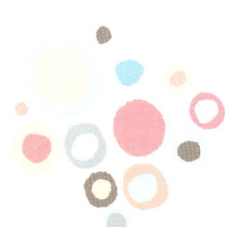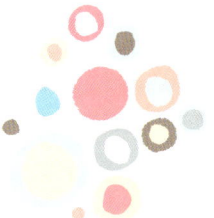

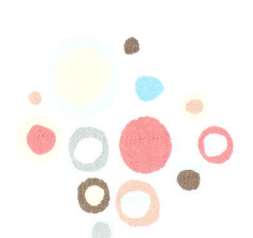
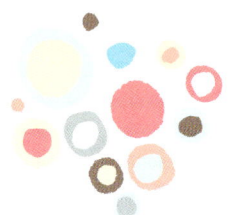

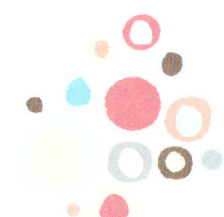
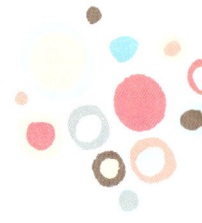
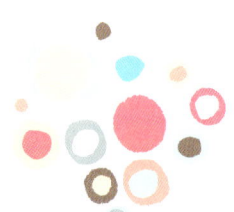
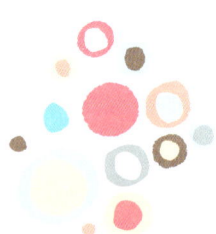

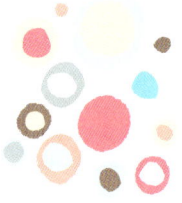

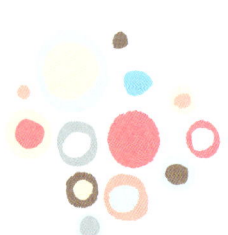

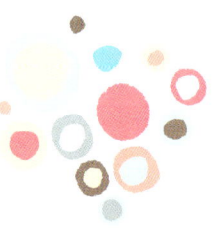

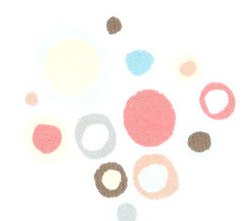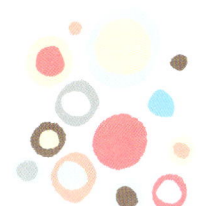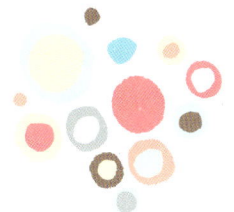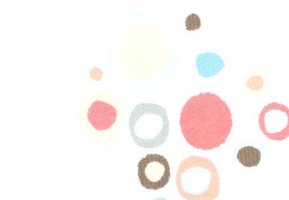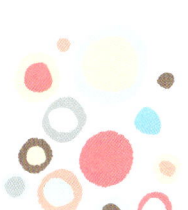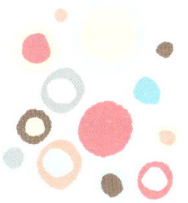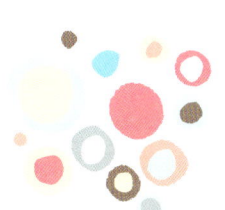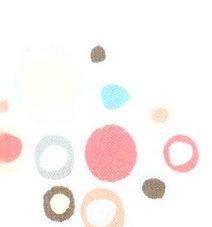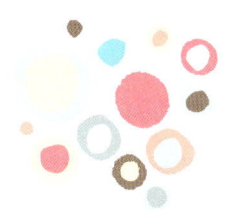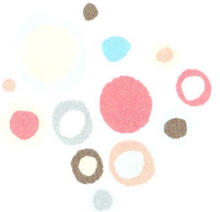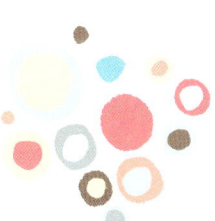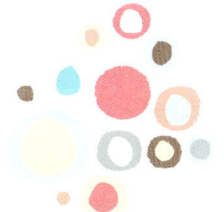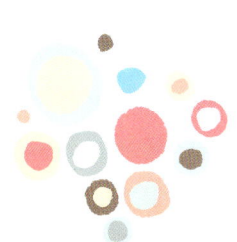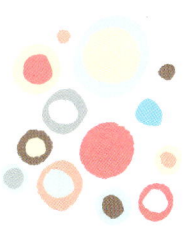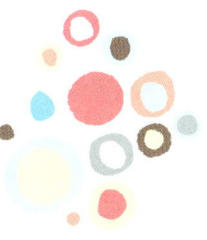

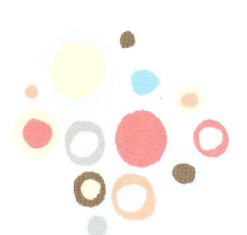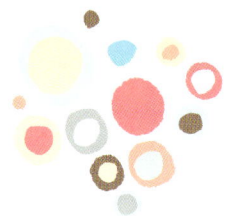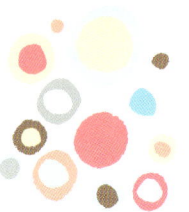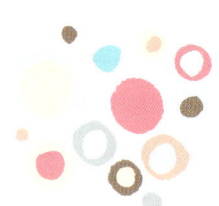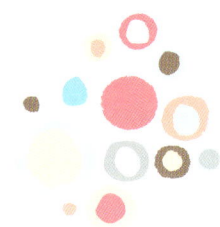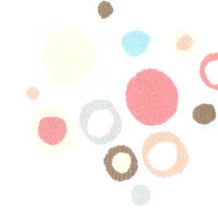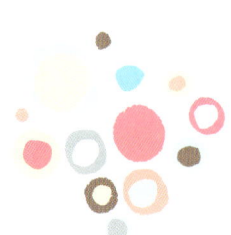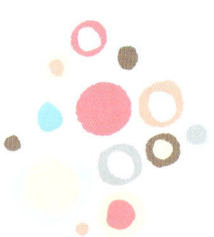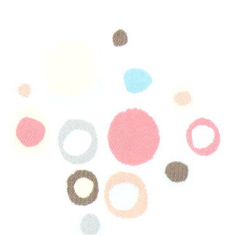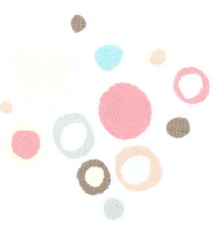

レストラン・ゾーン総料理長
山岸一茂 監修

4・3・3で太らない
レストラン「Zone」の美食レシピ

4・3・3
RESTAURANT ZONE

Bookman-sha

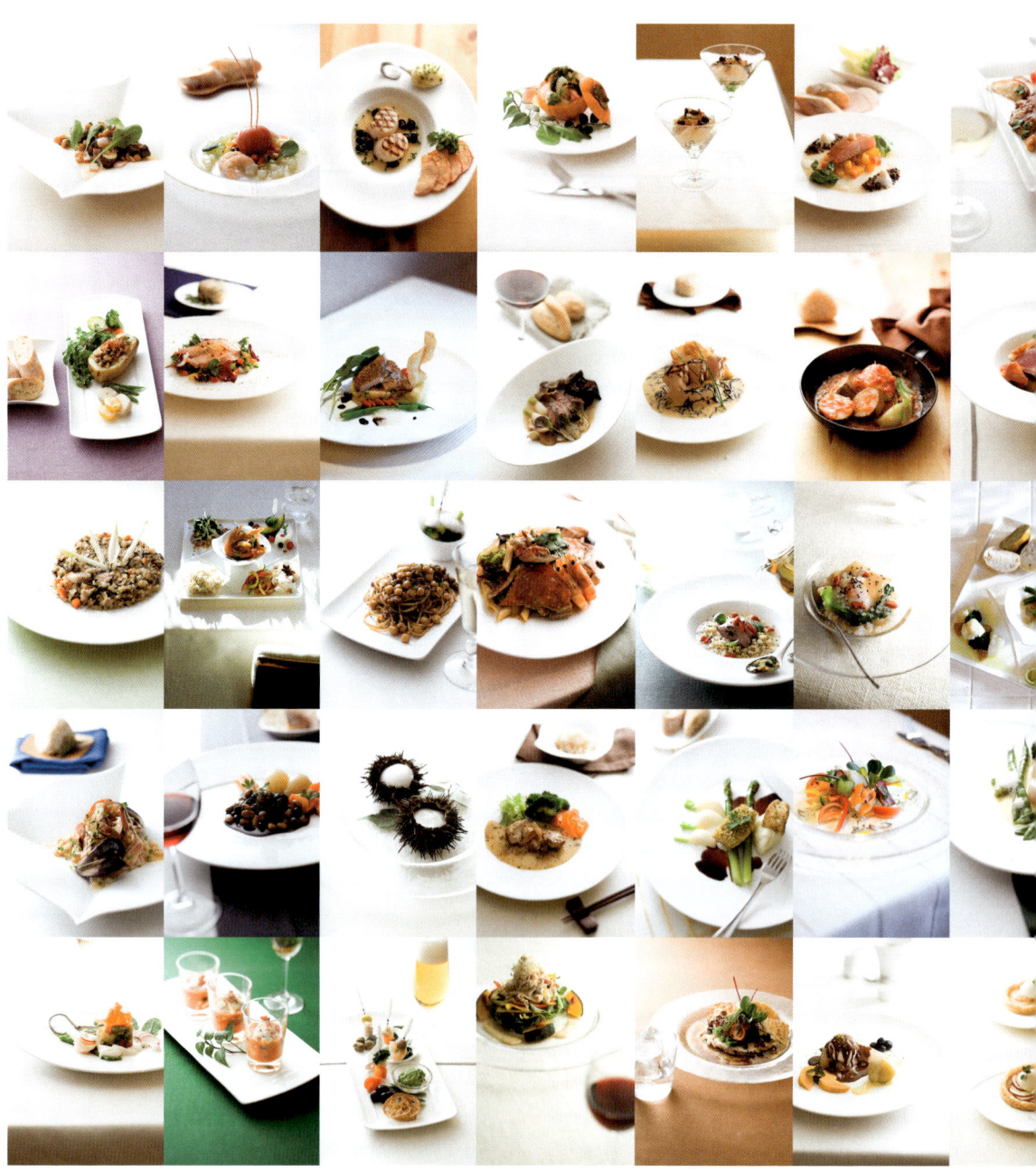

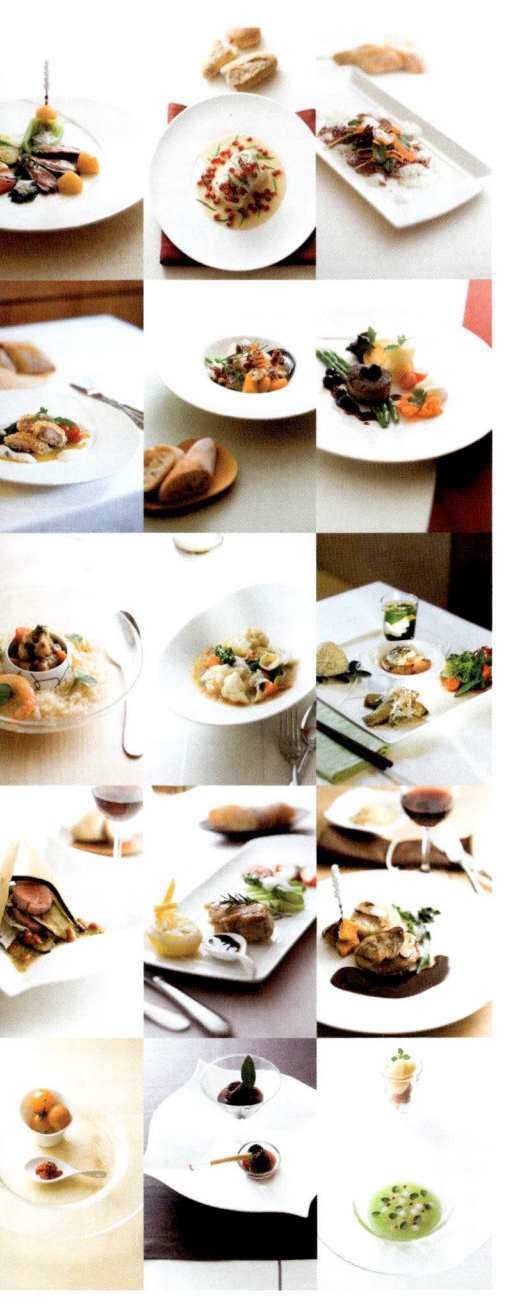

4:3:3が
きれいをつくる

　「おいしく食べて、スリムになれる」と、ブラッド・ピットやマドンナをはじめとする世界のセレブを魅了し、話題となった食事法──それが、米国の生化学者バリー・シアーズ博士が提唱する「ゾーン理論」です。
　三大栄養素の炭水化物、たんぱく質、脂質をエネルギー比で4:3:3の割合でとることで、体内のホルモンバランスが整えられ、脂肪の燃焼を促す代謝のよい体がつくられるというものです。摂取カロリーが低く抑えられるにもかかわらず、あまり空腹を感じないというのも、この食事法のうれしい特徴です。
　とはいえ、すべての食材の栄養素をチェックし、バランスよく献立をたてるというのは大変なことです。そこで、家庭でも手軽に実践できる、ゾーン理論に基づいたレシピを、1冊の本にまとめました。
　ダイエットのためのヘルシーな食事というと、量が少なかったり、味付けが薄かったりと、どこか味気ないイメージがありませんか。ゾーンの食事では、栄養比率にさえ気をつければ、お肉も炭水化物も、ときには甘いスイーツやお酒だってOKというのが、何よりの魅力。ゾーンの食事なら、無理なく続けることができるはずです。目でも舌でも楽しめる料理で、理想のきれいを手に入れてください。

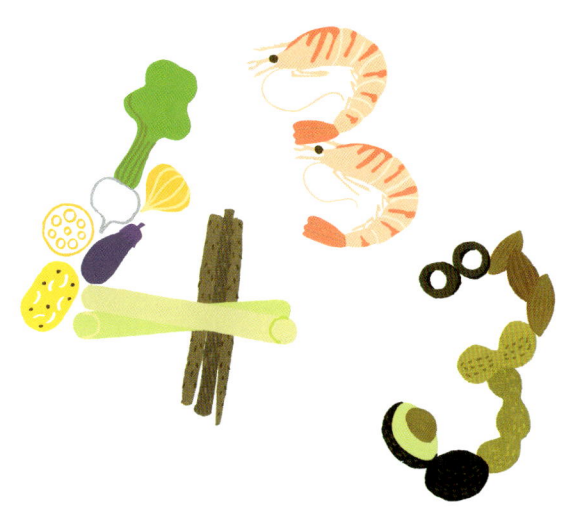

ゾーン理論を
おいしいフレンチで

　東京・白金高輪にある「レストランゾーン」では、4:3:3のゾーン理論に基づいた料理を、本格的なフレンチ＆イタリアンフュージョンで提供しています。

　素材には徹底的にこだわり、魚介類は全国各地から天然ものを取り寄せ、肉は高たんぱくで脂の少ないラム肉を積極的に採り入れるなど、バリエーション豊富な肉料理で楽しませてくれます。そして、ゾーン食では欠かせない野菜は、契約農家から届けられる、その日の朝に収穫された新鮮なものがふんだんに入っています。

　また、ゾーンバランスを調整するうえで、オリーブオイルや小麦粉、塩、砂糖といった調味料のひとつひとつを厳選し、料理に合わせて使用しています。それぞれのこだわりについては、あとで詳しく取り上げます。

　日本のフュージョン料理の第一人者でもある山岸一茂総料理長は、素材本来のおいしさを存分に引き出す繊細な味付けと、見た目にも鮮やかな盛り付けで、とてもダイエット食とは思えない美しいひと皿をつむぎ出します。

　そんな五感を刺激するフレンチ＆イタリアンキュイジーヌをフルコースで堪能しても、500〜700kcalという低カロリーで抑えられているということも、何よりうれしいポイントです。体調管理や体形維持に人一倍気を使うモデルや女優さんが多く訪れているというのも納得のお店なのです。

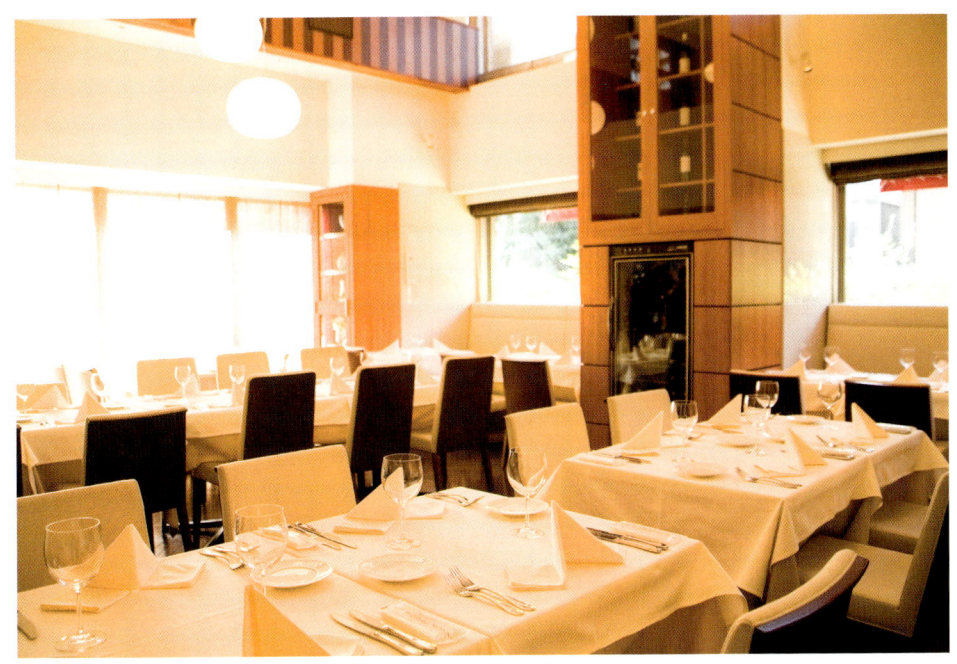

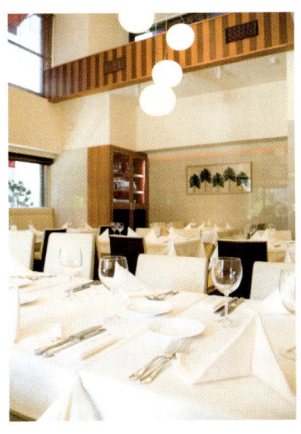
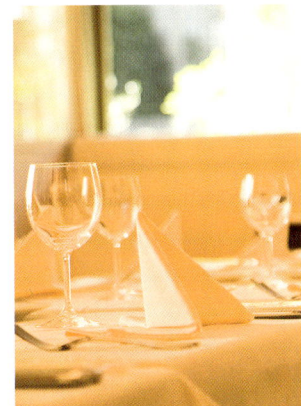
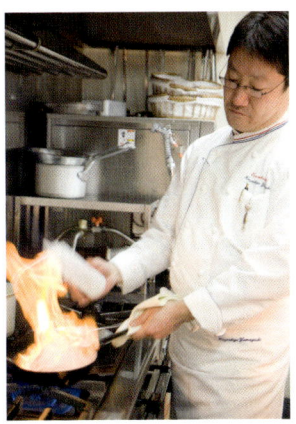

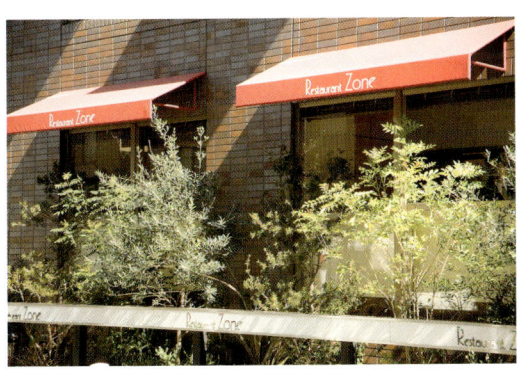

Restaurant Zone　レストラン・ゾーン

閑静な住宅街にあり、
開放的で明るい店内はすっきりと落ち着いた雰囲気。
ゆったりと食事を楽しめます。

東京都港区白金2-3-23 高輪デュープレックス C's 1F
TEL：03-3446-3436
Lunch／11:30〜15:00（LO14:00）
Dinner／17:30〜22:30（LO21:30）

Olive Oil
オリーブオイル

　あらゆる料理で重要な役割を担うオリーブオイルは、その他の植物油と比べ、体に必要な脂肪酸（オレイン酸、リノール酸、リノレン酸）をバランスよく含むなど、ヘルシーなオイルとして認識されています。

　なかでも、バージンオイルと呼ばれるものは、果実を搾って濾過しただけの、化学処理を一切施していない、いわば一番搾りの自然オイル。官能検査や酸度の違いによって「エキストラバージン」「バージン」「オーディナリー」とランク分けされています。

　レストランゾーンでは、ゾーンバランスをより厳密に保つために、シアーズ博士推奨の「ゾーン・エキストラバージンオリーブオイル」のみを使用しています。

　これは、イタリア中部・ウンブリア州産の青々としてフルーティーな香りの強いオリーブと、イタリア南部・シシリー島産のまろやかで口当たりのよいオリーブを厳選し、じっくり丁寧に抽出した贅沢な逸品。オリーブの果実栽培から製造工程に至るまで、徹底した品質管理と特殊製法により、コレステロール値が限りなくゼロに近い状態で作られている優れものです。

　本書のレシピでも、ゾーンのオリーブオイルを使用していますが、もちろん、それぞれのご家庭でお使いのオリーブオイルで代用していただいて構いません。

※「ゾーン・エキストラバージンオリーブオイル」はP127をご参照下さい。

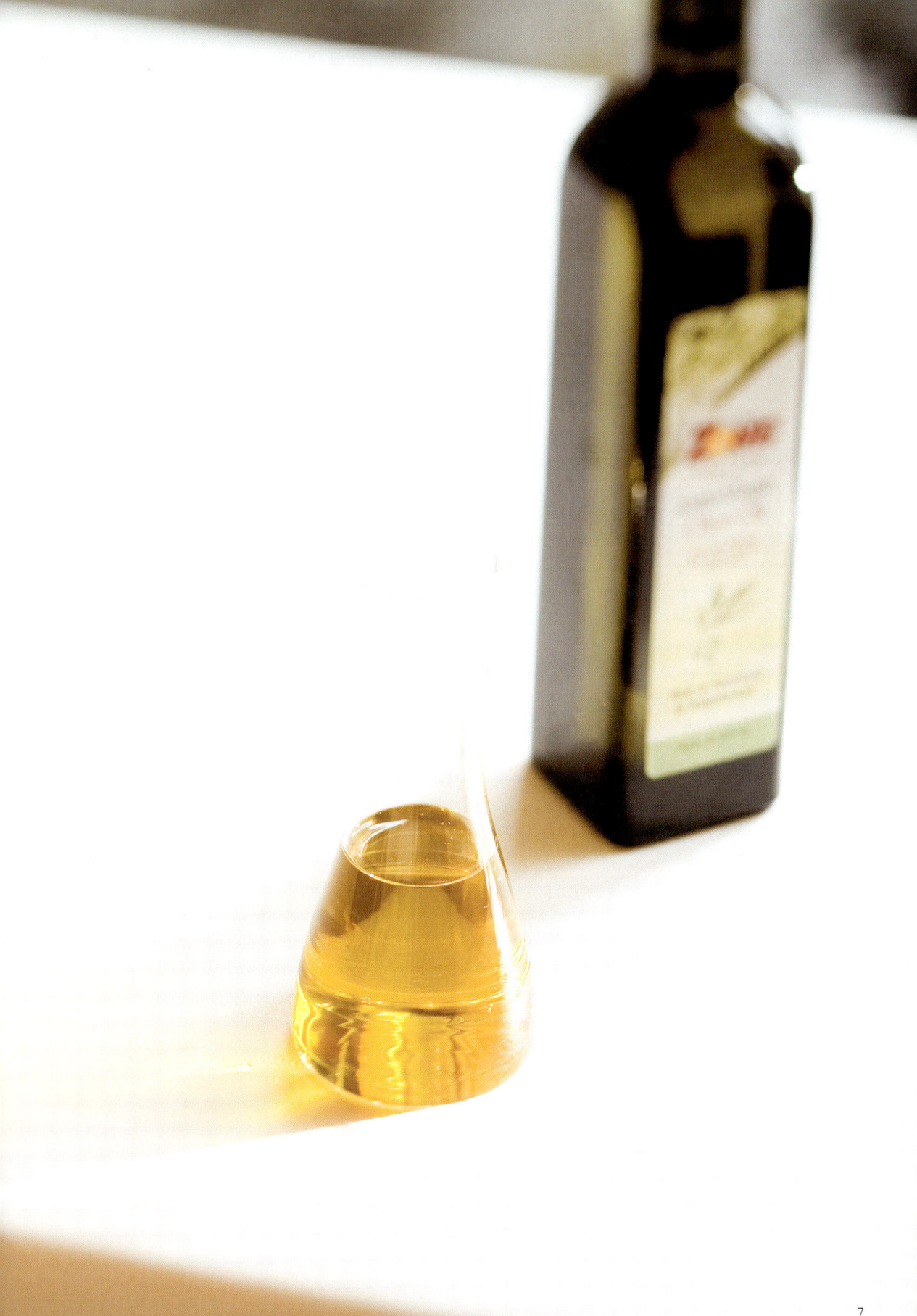

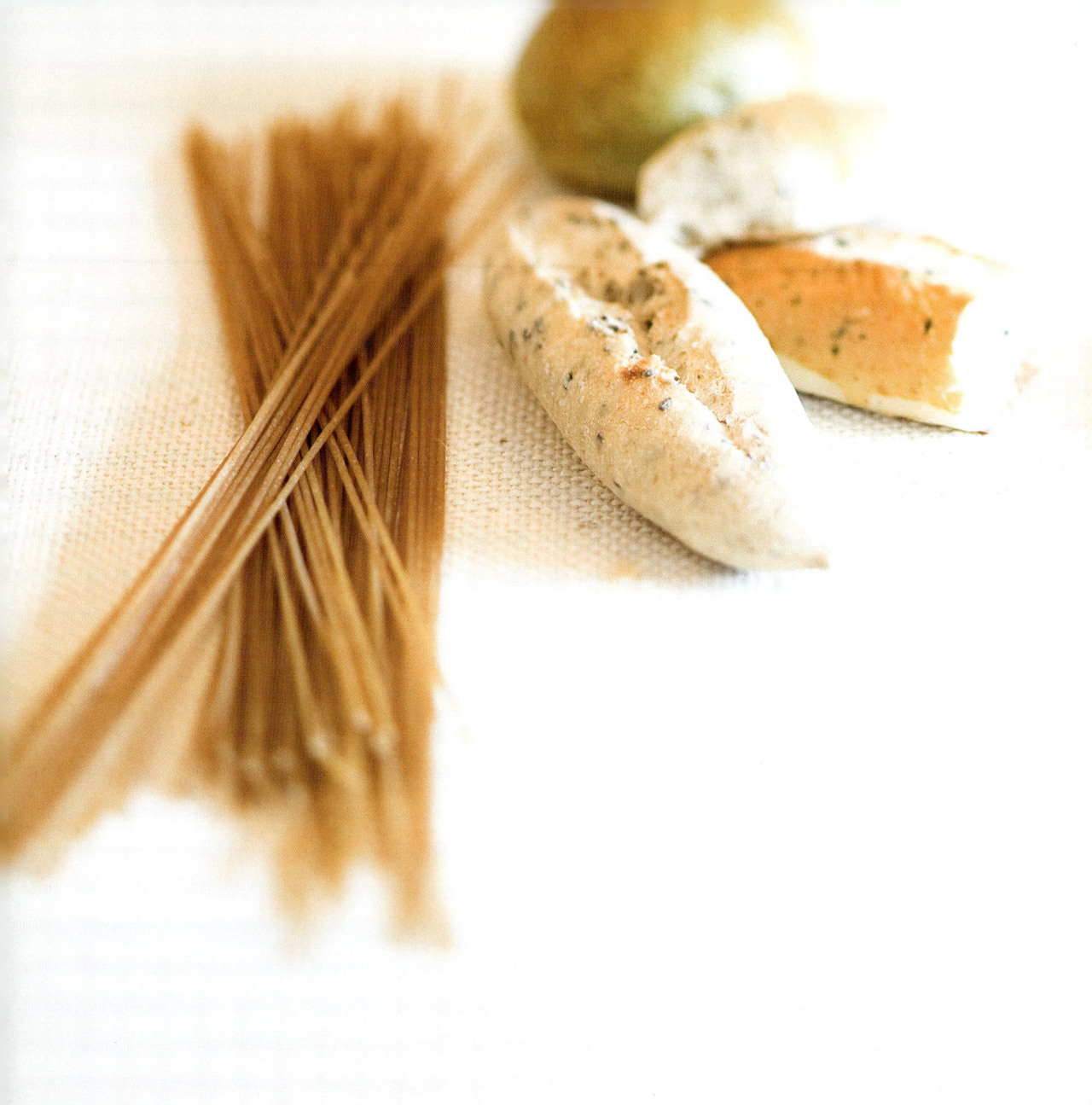

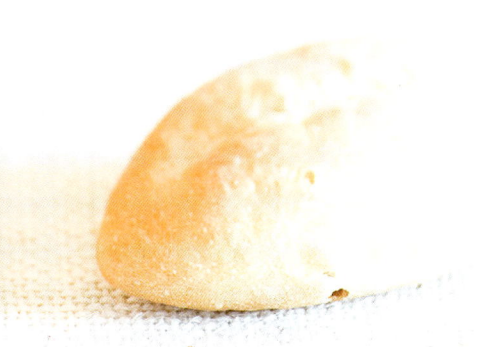

Bread & Pasta
パン & パスタ

　ゾーン理論では、炭水化物をなるべく野菜や果物でとることを勧めています。ですが、日本人の食習慣では、ごはんやパン、パスタといった穀物を主食として食べないと落ち着かないという方も多いのではないでしょうか。もちろん、穀物を食べても大丈夫です。ただ、気をつけてほしいのが、その摂取量。本書では、よりカロリーの低いもの、主食の量を減らしても満腹感を得られるレシピなどを多数ご紹介しています。

　たとえば、ごはん。白米ではなく玄米や雑穀米にして噛み応えを出し、それでも物足りないときは粒こんにゃくを合わせて量を増やします。

　また、レストランゾーンでは、強力粉（グルテン）にコラーゲンやプロテインを混ぜ込んだ生地で作っている4：3：3のゾーンパン（1個40kcal）を用意していますが、ご家庭では、比較的カロリーの低いバケット（1切れ15gで約40kcal）などで調整してみてください。パリッと香ばしい食感で、やわらかなパンよりもお腹を満足させてくれます。

　スパゲティなどのパスタ類は、ビタミンやミネラル、食物繊維を豊富に含む全粒粉のものを選びます。カロリーをほぼ半分に抑えられます。消化吸収がゆっくりになるアルデンテに茹であげるのもポイントです。

　いつもの食事も、ほんの少し意識を変えるだけで、上手にカロリーをカットすることができます。できることからで構いません。ぜひ試してみてください。

Salt & etc.
塩&その他

　栄養バランスを保ちながら、素材の旨みを最大限に活かしたシンプルな調理法で、奥の深い絶妙な味を演出しているレストランゾーン。その秘密は、料理や素材によって使い分けている4種の塩にあります。
　まず、コクのある塩辛さが特徴的なイタリアの「ハモン・イベリコ産の塩」。豚肉、鶏肉、白身魚など、わりと上品な素材の持ち味を存分に引き出したいときに使います。
　「モンゴル太古の塩」は、モンゴルの秘境で採取された天然岩塩をパウダー状にしたもので、生成された時期は3億5千年前といわれています。マグネシウムの含有量が極端に少ないので、まろやかな甘さがあります。赤身の牛肉、鴨、仔鳩などの肉料理やソースの味付けに。
　「アドリア海の自然塩」は、ミネラル豊富な天然海塩。塩田を利用した伝統的な製法で作られています。旨みのあるストレートな塩辛さは、野菜や魚料理の味をキリッと引き締めたいときに適しています。
　大粒の「岩塩」は、博多産。パスタを茹でたり、マリネにしたり、味のベースを作るときに使います。
　さらに、特殊精製で普通の砂糖の100倍の甘さを実現した、コレステロールとカロリーともにゼロの「ゾーンシュガー」、美肌効果のある「サメのコラーゲン」など、こだわりの厳選素材はまだまだあります。
　すべてにいえることですが、食材は信頼できて良質なものを選ぶということがいちばんです。

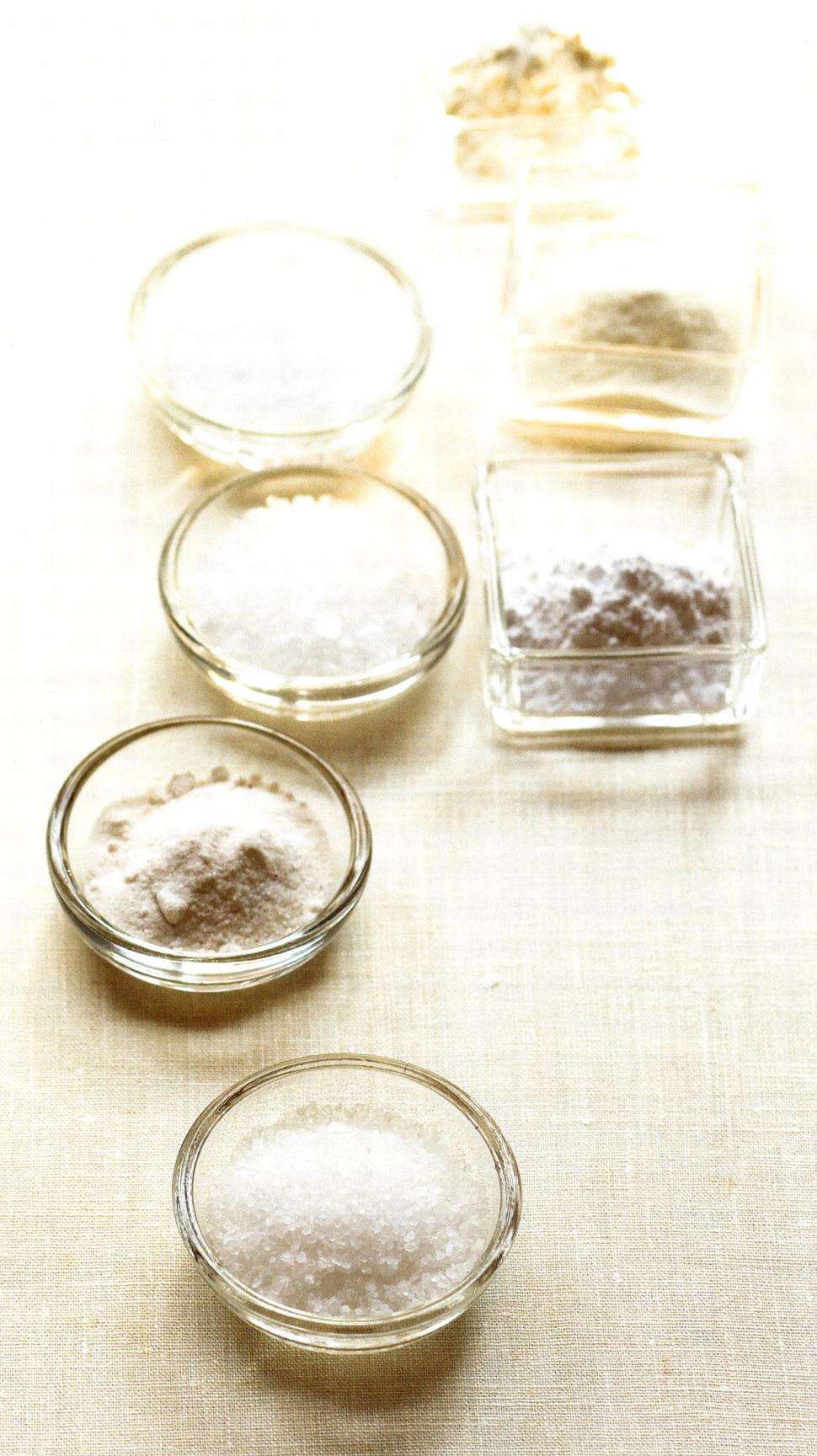

Contents

4：3：3がきれいをつくる	2
ゾーン理論をおいしいフレンチで	4
オリーブオイル	6
パン＆パスタ	8
塩＆その他	10

Part 1　忙しいWEEKDAYは、手早くカンタン　17

なすの網焼き　なめこソース	18
トマトの詰め物　ハーブとアロエのソース	20
ほたての網焼きとマッシュポテト　黒豆ソース	22
えびと海ぶどうを柿の宝石箱に詰めて	24
カリフラワーのカクテル	26
フレッシュサーモンのソテー　レンズ豆とともに	28
豚ロース肉とりんごのロースト　シナモン風味	30
鴨胸肉の網焼き　マロン添え	32
かれいのはくさい蒸し　ざくろソース	34
牛肉のカルパッチョ　カプチーノ仕立て	36
仔羊肉と野菜のポテトケース　エスニックの香り	38

紅ますの温かいサラダ　ゆずのソース	40
豚ロース肉の網焼き　バルサミコソース	42
鴨胸肉の網焼き　スープスタイル	44
めかじきの網焼きとふろふき大根　ひじきソース	46
たらとさといものオーブン焼き　四川風	48
根菜とまぐろの軽い煮込み	50
鶏胸肉のあられフリット　カレー風味	52
ひらめとムール貝のマリニエール風	54
仔牛肉のステーキ　ブルーベリーソース	56

〔おいしいColumn〕
4（炭水化物）：3（たんぱく質）：3（脂質）に適した食材とは？　　58

Part2　休みの日は贅沢に、ひと手間かける　　59

ひじき入り五穀ごはんのリゾット　ウーロンの香り	60
中国風ワンプレート	62
鴨肉とひよこ豆のミートスパゲティ	64
渡りがにのペンネ　回鍋肉(ホイコーロー)スタイル	66

押し麦と鴨肉の洋風茶漬け	68
ふかひれ玄米どんぶり　ゆず風味	70
カフェランチ風ワンプレート	72
根菜類の玄米カレー	74
オレキエッテのスープパスタ	76
和風ワンプレート	78
オマールえびと白いんげん豆のラグー　セロリ風味	80
牛ほほ肉といろいろお豆の煮込み	82
生うにとマッシュルームのスフレ仕立て	84
若鶏のソテー　ふかひれあんソース	86
ピスタチオを着せたひらめのロースト　赤ワインソース	88
野菜と鴨胸肉のガルグイユ　グリーンマスタード風味	90
ほたてと緑の野菜の軽いスープ煮	92
仔羊背肉のソテー　ピラミッドスタイル	94
若鶏の小悪魔風　ローズマリーの香り	96
松茸をまとった豚ロース肉　赤味噌ソース	98

〔おいしいColumn〕
ゾーンの食事を家でも、外でも実践するコツ　　　　100

Part 3 お酒のおつまみも、デザートも　　101

にんじんといんげんの瞬間テリーヌ　マッシュルームのソース　　102

海の幸・山の幸のぐい飲みスープ　　104

小えびと根菜のピンチョス　ハーブディップ添え　　106

豆もやしと豚肉のヴァプール　　108

地鶏ささみのいたわさ風　　110

洋なしのベレーヌ風　　112

温かいりんごのタルトとバニラアイス　　114

きんかんのコンポート　シナモン風味　　116

プラムのカクテル　ウーロンの香り　　118

メロンのスープ　シャーベットを添えて　　120

Chef's lessons 番外編　　122

野菜と果物の重さ一覧　　123

ゾーンが身体にいい理由：理論的根拠　　124

シェフからのメッセージ　　126

● 本書で使用している計量スプーンは大さじ15cc、小さじ5ccです。

● レシピは2人分ですが、エネルギー量は1人分です。
　また、レシピのなかで代用できる食材を提示しているものがありますが、その際のエネルギー量は変わってきます。

● それぞれの料理写真は、1人分の場合と2人分の場合があります。

● オーブンの温度と加熱時間は機種によって異なりますので、あくまでも目安です。
　トースターで代用できる場合もありますが、その際の加熱時間なども機種によって異なりますので、加減してご利用ください。

● 野菜や魚介を塩茹でするときに使う塩や、パスタを茹でるときの塩などは、レシピに含まれていません。

●「だし汁」はかつおや昆布の和風だし、「ブイヨン（洋風だし）」はチキンブイヨンのことを意味しています。
　これらについては、市販されているものを利用していただいて構いません。

●「オリーブオイル」は、P6、P127で紹介しているゾーン推奨のエキストラバージンオリーブオイルを使っていますが、
　普通のオリーブオイルで代用できます。

● 次の素材については、とくに指定のあるもの以外は、
　「しょうゆ」は濃い口しょうゆ、「こしょう」は白こしょう、「生クリーム（植物性）」は脂肪率18％のものを使っています。

● ハーブは、生（フレッシュ）のものを使っています。

● 野菜（とくに根菜類）について、「皮をむく」といった基本的な下処理は、特別なもの以外は詳述していません。

●「えび」「むきえび」については、とくに種類を指定していませんが、
　全長5cm前後のサイズのもの（車えび、ブラックタイガー、巻きえび、芝えびなど）が適しています。

Part 1

忙しいWEEKDAYは、手早くカンタン

ゾーンのレシピは複雑そうに見えて、意外とシンプル。
素材本来の味を引き出しているから、自然のおいしさが楽しめるのです。
ダイエットを意識するなら、毎日の食事を変えることがいちばん。
まずは、手早く作れるものから採り入れてみてください。

なすの網焼き なめこソース

なすはまるごと網焼きにしました
昆布だし風味の和風ソースで
やさしさと深みのある味わいに

材料（2人分）

なす　200g（3本）
ソース
　だし汁　40cc
　しょうゆ　小さじ2
　なめこ　40g
　ベーコン　10g
　鶏ささみ肉　20g
　しょうが（おろしたもの）　小さじ1
　コーンスターチ　小さじ1
万能ねぎ（小口切り）　小さじ1
ルッコラ　少々

作り方

1. 準備をする／ベーコンは1cm幅に切る。ささみはサッと茹でてさく。
2. ソースを作る／だし汁を鍋に入れて火にかけ、ひと煮立ちしたら、しょうゆ、なめこ、ベーコン、ささみ、おろししょうがを加える。再び沸いたら、弱火にし、少量の水で溶いたコーンスターチを加え、とろみがついたら火を止める。
3. なすを焼く／焼き網（または魚焼きグリル）をよく熱し、なすをまるごと中火で回転させながら焼く。ひと口大に切る。
4. 盛り付ける／皿に③を並べ、②をかける。万能ねぎとルッコラを散らす。

Chef's lessons

コーンスターチはとうもろこしの種実を原料にしたデンプンで、料理にとろみをつけます。冷めても状態があまり変わりません。一方、じゃがいものデンプンが原料の片栗粉も、同じようにとろみをつけるときに使われますが、冷めると固くなってしまうので気をつけて仕上げましょう。

エネルギー	炭水化物	たんぱく質	脂質
63.8kcal	24.0kcal	20.0kcal	19.8kcal

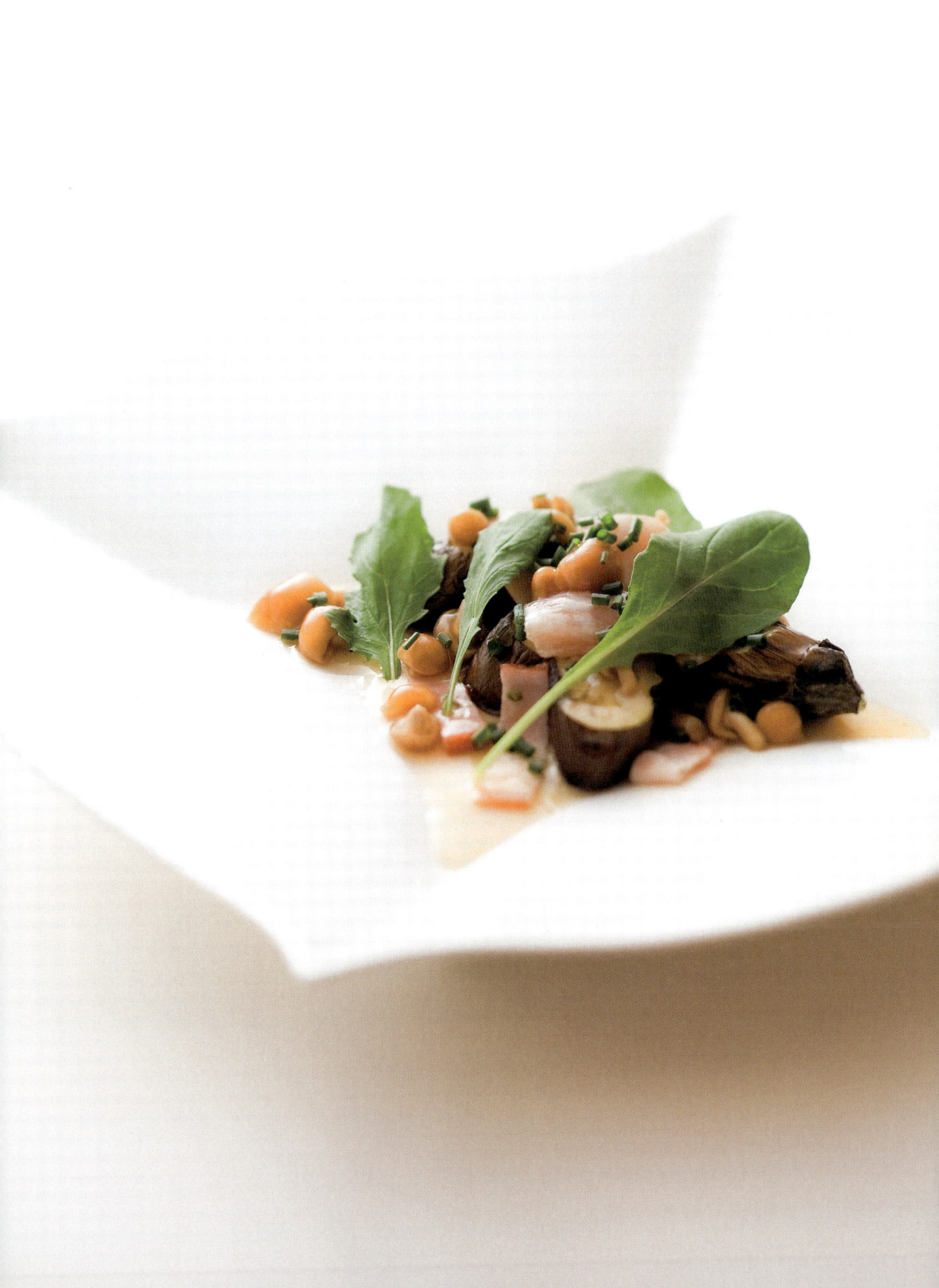

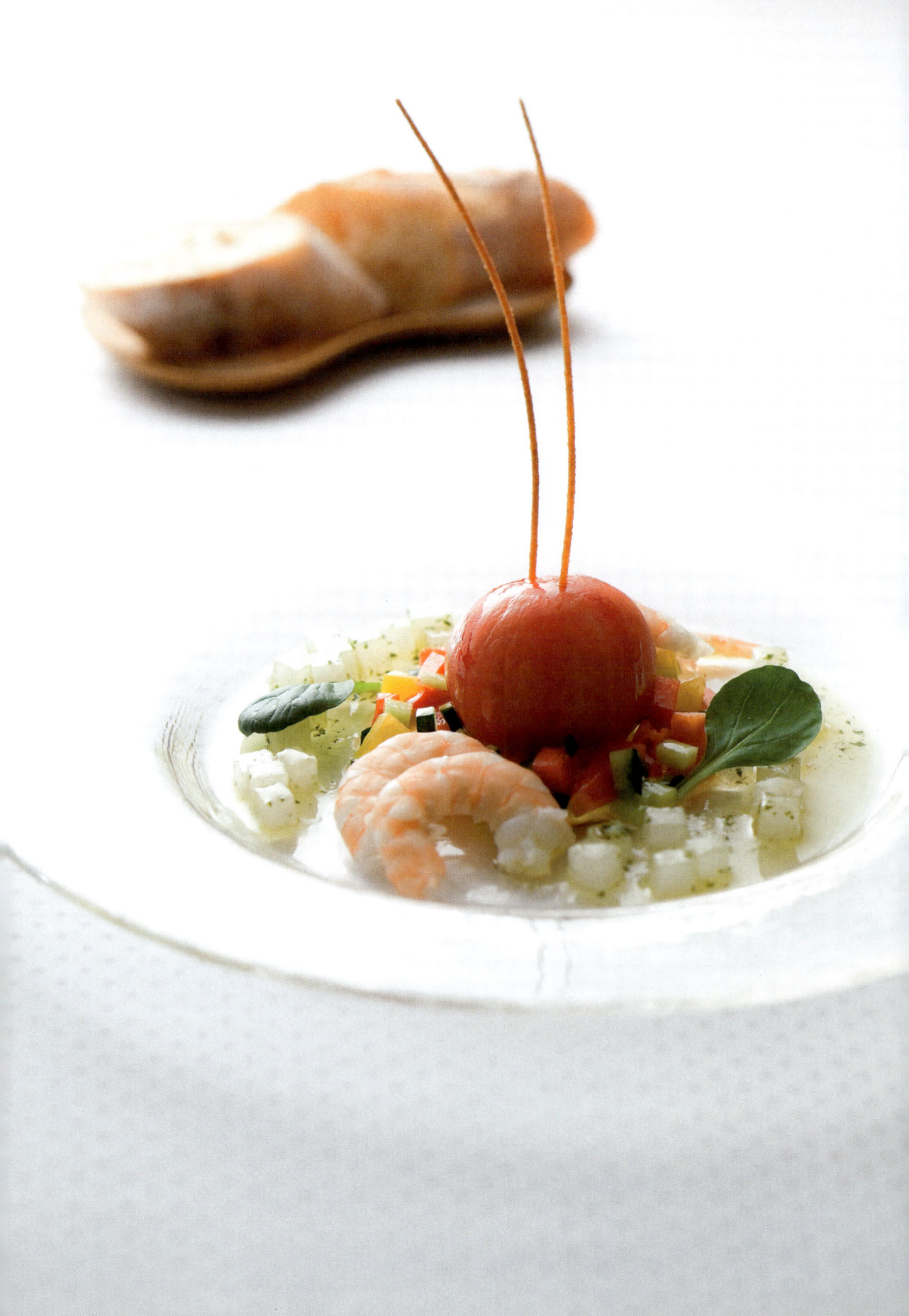

トマトの詰め物
ハーブとアロエのソース

フルーティーなトマトの中に
爽やかなおいしさを詰め込んで
口いっぱいに酸味と甘みが広がります

材料（2人分）

フルーツトマト　120g（2個）
きゅうり　30g（1/3本）
パプリカ（黄・赤）　各30g（1/6個）
スモークサーモン　30g
〔A〕
　マヨネーズ（ハーフ）　大さじ1
　塩・こしょう　各少々
えび ＊1　60g
ハーブソース（市販のもの）　20cc
アロエ（缶詰）＊2　30g
飾り用
　スパゲティ　4本
　つまみ菜　少々
バケット　30g

作り方

1. 準備をする／フルーツトマトは湯むきをし、中身をくりぬく。アロエは1cm角に切り、ハーブソースと合わせる。
2. トマトに詰める／トマトの中身、きゅうり、パプリカ、スモークサーモンはすべて1cm程度に切り、〔A〕で和える。①でくりぬいたトマトの中に詰める。入りきらない分は残しておく。
3. えびを茹でる／えびはサッと塩茹でし、色が変わったら冷水に取り、水気を切る。
4. 盛り付ける／①のアロエ入りハーブソースと②の残りの野菜を皿全体に敷き、②のトマトと③を盛り付ける。つまみ菜ときつね色に揚げたスパゲティを飾る。軽くトーストしたバケットとともにいただく。

＊1　えびの下処理については、P25のChef's lessonsを参照。
＊2　生のものを使うときは、固い皮を取り除き、中身だけを角切りにする。

Chef's lessons

トマトの湯むきは意外とカンタン。ヘタは丸くくりぬいて取り除き、沸騰した湯の中に入れ、皮がピキッと割れてきたら、すぐに引き上げて冷水に取ります。これで、つるんときれいに皮がむけます。トマトの固さにもよりますが、湯に入れてからほんの数十秒で皮にひびが入ってきます。

エネルギー	炭水化物	たんぱく質	脂質
185.7kcal	78.8kcal	52.0kcal	54.9kcal

ほたての網焼きとマッシュポテト 黒豆ソース

甘みが強いほたては、軽く焼くことで
プリッとしたボリューム感がいっそう増します
栄養価の高い黒豆も、うれしいアクセント

材料（2人分）

ほたて貝柱　160g（4個）
塩・こしょう　各少々
ソース
　黒豆（水煮・無糖）　40g
　だし汁　40cc
　片栗粉　小さじ1
　しょうゆ　小さじ2
マッシュポテト
　じゃがいも　60g（1個）
　生クリーム（植物性）　小さじ2
　塩　少々
万能ねぎ（小口切り）　10g
りんご　60g（1/4個）
オリーブオイル　小さじ1
セルフィーユ　少々

作り方

1. 準備をする／りんごは皮つきのまま薄切りにし、オリーブオイルで軽くソテーする。
2. ソースを作る／だし汁と黒豆を鍋に入れ、沸いたらしょうゆを加える。弱火にし、少量の水で溶いた片栗粉を加え、とろみがついたら火を止める。
3. マッシュポテトを作る／じゃがいもは粉ふきいもにしてボウルに移す。熱いうちにフォークの背などでつぶし、生クリーム、塩を加えてなめらかになるまでよく混ぜる。
4. ほたてを焼く／焼き網（または魚焼きグリル）をよく熱し、塩・こしょうしたほたてを強火で両面焼き、表面に焼き目をつける。
5. 盛り付ける／皿に④をのせ、②をまわし入れ、万能ねぎを散らす。①、③、セルフィーユを添える。

Chef's lessons

家庭でもおなじみの粉ふきいもの作り方をおさらいしておきましょう。じゃがいもは皮をむき、適当な大きさに切り、水から茹で始めます。やわらかく煮えたら、ゆで汁を捨て、再び火にかけ、蓋をしたまま鍋をゆすり、水気を完全に飛ばします。表面が白っぽく粉をふいたら、できあがり。

エネルギー	炭水化物	たんぱく質	脂質
216.3kcal	86.0kcal	73.6kcal	56.7kcal

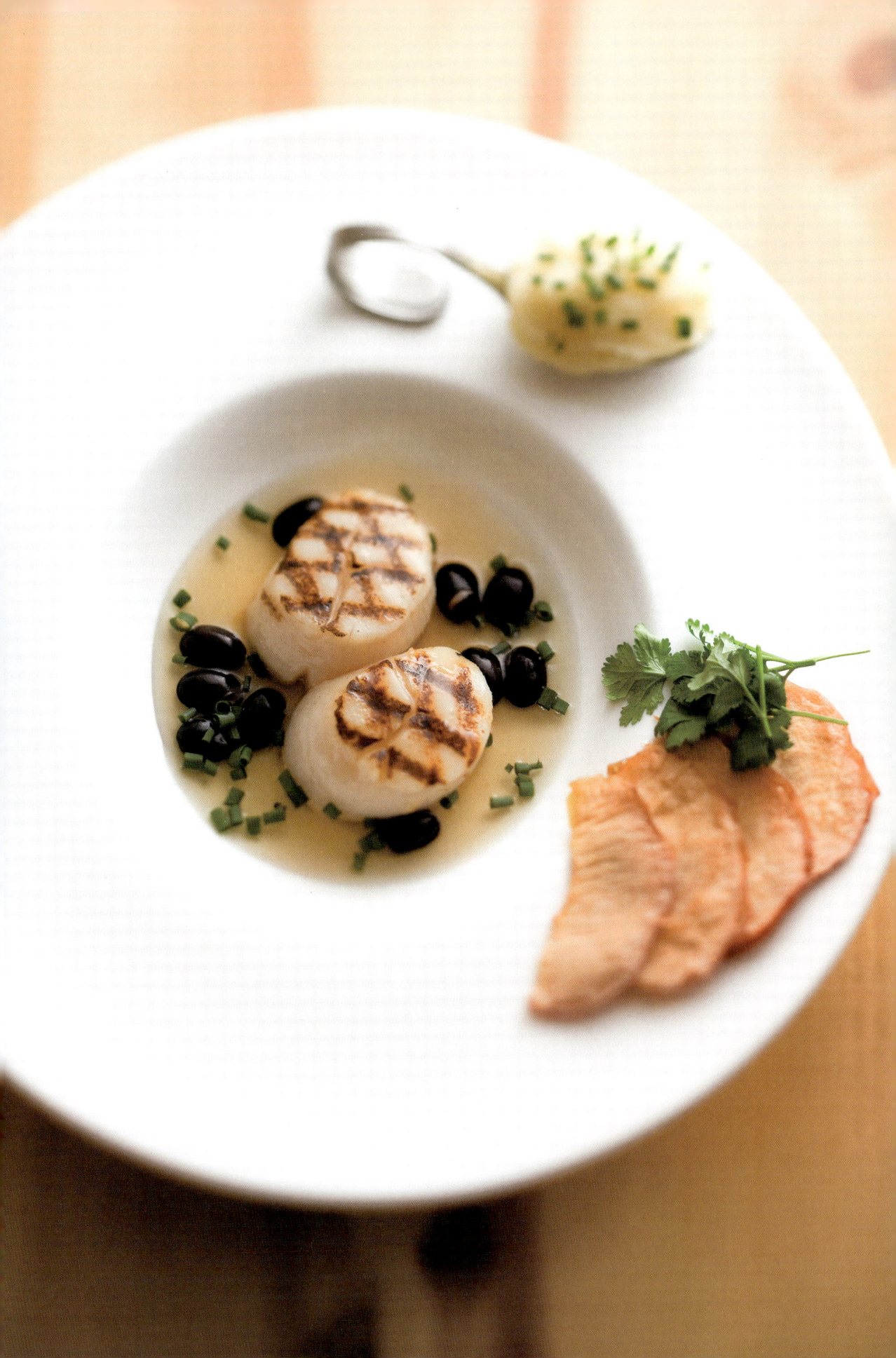

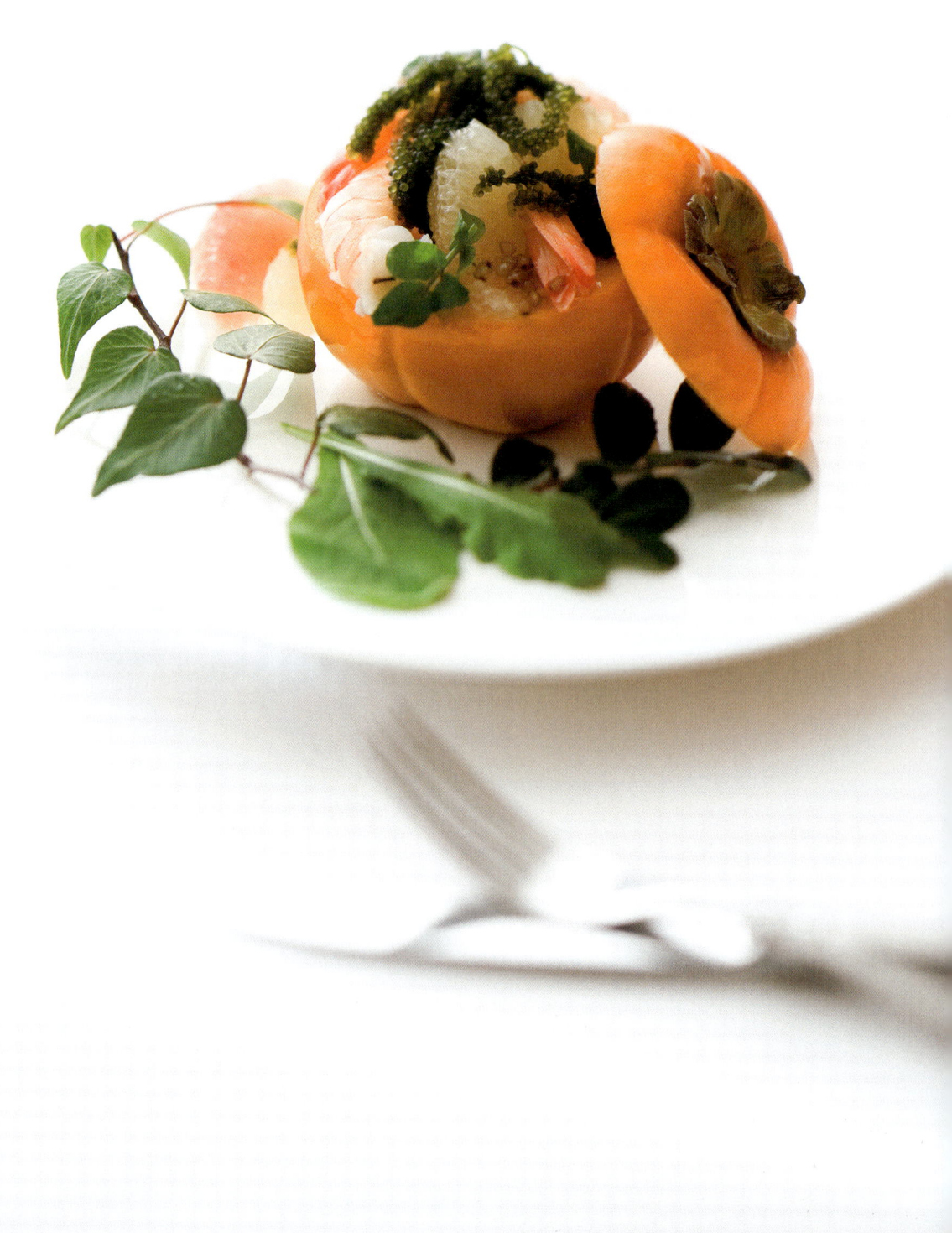

えびと海ぶどうを柿の宝石箱に詰めて

ビタミン豊富なみずみずしいフルーツの
自然な甘さが魚介の旨みを引き出します
素材を活かしたサラダ仕立てのひと品

材料（2人分）

柿　100g（2個）
えび　100g
海ぶどう　20g
グレープフルーツ *1　160g（12房）
〔A〕
　塩・こしょう　各少々
　オリーブオイル　少々
ソース
　だし汁　100cc
　しょうゆ　小さじ1
　塩・こしょう　各少々
　片栗粉　小さじ1
飾り用
　オリーブオイル　少々
　そばの実茶　少々
　セルフィーユ　少々

作り方

1. 準備をする／柿は生のまま中身をくりぬく。中身は小さく切る。グレープフルーツは果肉を取り出し、〔A〕で味を付ける。
2. えびを茹でる／えびはサッと塩茹でし、色が変わったら冷水に取り、水気を切る。
3. 柿に詰める／①でくりぬいた柿に、グレープフルーツ、えび、海ぶどう、柿の中身を詰める。
4. ソースを作る／鍋にだし汁を入れ、沸いたらしょうゆを加え、塩・こしょうで味を調える。弱火にし、少量の水で溶いた片栗粉を加え、とろみがついたら火を止める。
5. 盛り付ける／皿の中央に③をおき、④をかけ、香り付けにオリーブオイルを振りかけ、そばの実茶とセルフィーユを飾る。

*1　グレープフルーツは果肉の赤いルビー種など、好みのものでOK。

Chef's lessons

えびは冷凍ものでも、無頭のものでもOKです。殻が付いている場合は、むく前に背わたを楊枝で取ってから茹でます。茹でるときは、水に酢を少し入れて沸かし、中火にしてからえびを入れ、色が変わったら取り出し、冷水に取ります。強火で茹でると、えびが固くなってしまうので要注意。

エネルギー	炭水化物	たんぱく質	脂質
160.3kcal	67.2kcal	43.6kcal	49.5kcal

カリフラワーのカクテル

冬においしくなる白い野菜たちは
キラキラ輝くコンソメゼリーで
個性的なオードブルに大変身

材料（2人分）

カリフラワー　60g（½個）
かぶ　30g（½個）
オリーブオイル　小さじ1
塩・こしょう　各少々
サニーレタス　10g
干しぶどう　大さじ1
クコの実　8g
コンソメゼリー　*1　大さじ1
干し桜えび　少々
シブレット　少々
ピンクペッパー　少々

作り方

1. 準備をする／干しぶどうとクコの実は、それぞれ水でもどしておく。
2. 野菜を用意する／カリフラワーとかぶは小さく切り分け、塩茹でにし、ざるに取る。熱いうちに塩・こしょう、オリーブオイルをかけ、冷蔵庫で冷やす。サニーレタスは小さくちぎり、冷水にはなし、パリッとさせる。
3. 盛り付ける／カクテルグラスに、細かく刻んだコンソメゼリー、①、②、干し桜えびをバランスよく盛り、シブレットとピンクペッパーを飾る。

*1　コンソメゼリーの作り方
鍋に［コンソメ（粉）5g、ゼラチン（粉）5g、水90cc、しょうゆ小さじ½］を入れて沸かし、アクを取る。弱火にして4分間そのままにして、さらにアクを取る。仕上げにブランデー少々をたらす。バットに移し、冷蔵庫で15分ほど冷やし固める。ゼリーは冷蔵庫で約7日間保存可能。

エネルギー	炭水化物	たんぱく質	脂質
44.0kcal	18.4kcal	11.2kcal	14.4kcal

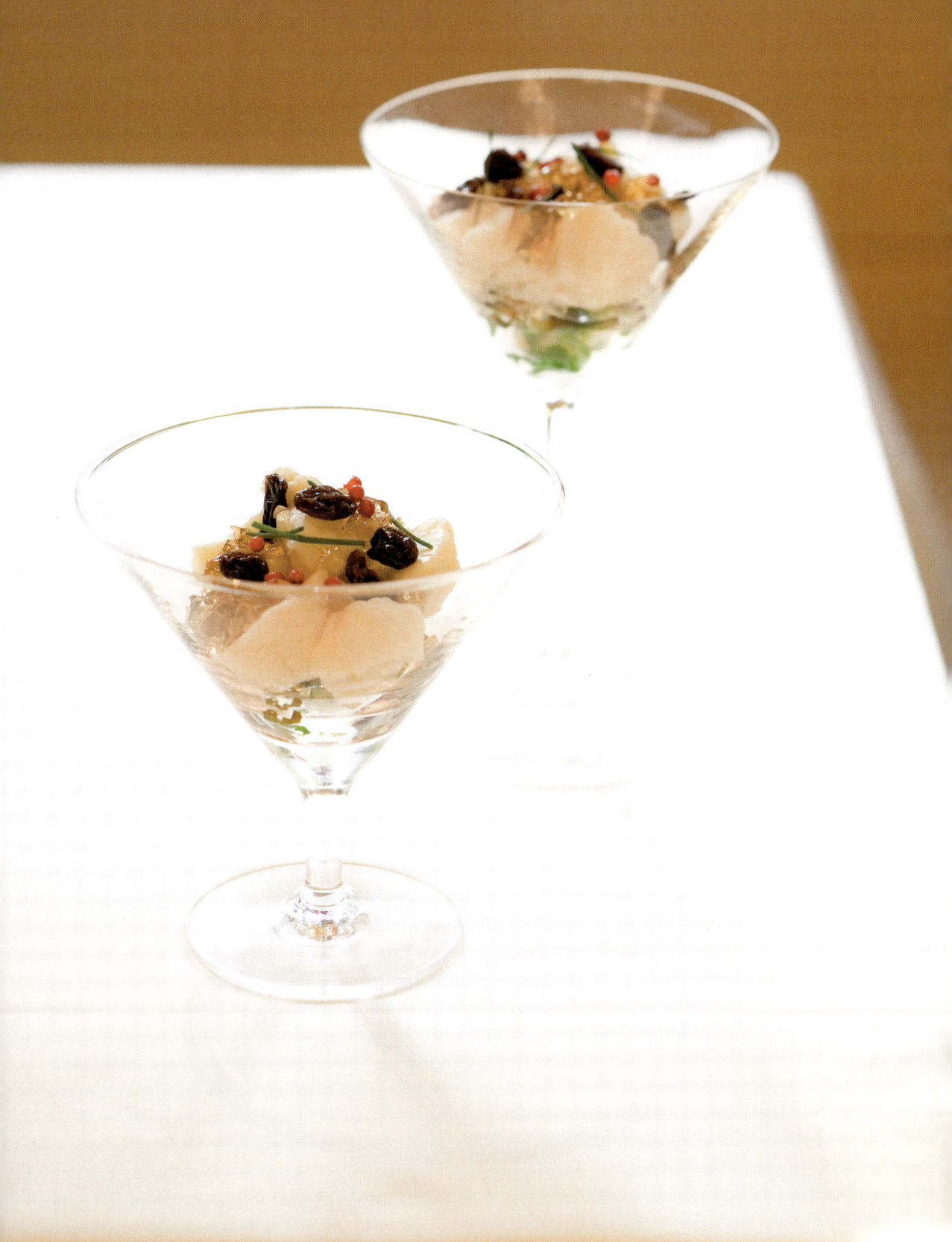

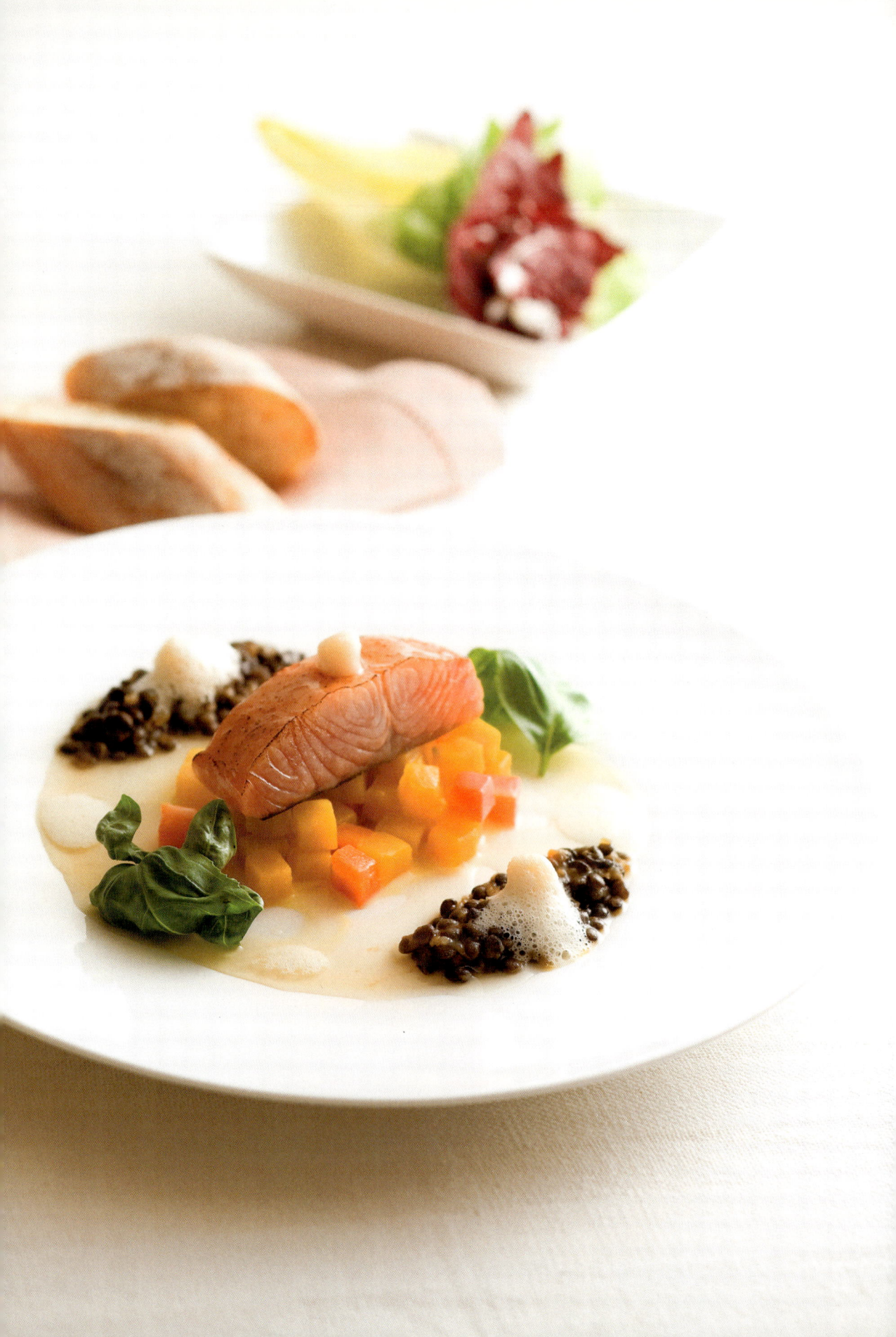

フレッシュサーモンのソテー
レンズ豆とともに

サーモンは表面を焼いて旨みを閉じ込めて
やわらかく煮込んだホクホクのお豆と
たっぷりの野菜で栄養バランスを整えます

材料（2人分）

サーモン（切り身）　120g（2切れ）
塩・こしょう　各少々
オリーブオイル　小さじ1
にんじん　20g（1/5本）
かぼちゃ　60g
ソース
　ブイヨン（洋風だし）　100cc
　ミニほたて ＊1　40g
　しょうゆ　小さじ2
　コーンスターチ　小さじ1
レンズ豆
　レンズ豆（乾）　40g
　オリーブオイル　小さじ1
　〔A〕
　　ベーコン（細切り）　20g
　　ローリエ　1枚
　　ブイヨン（洋風だし）　90cc
　　塩・こしょう　各少々
バジルの葉　少々
泡のソース ＊2　適量
サラダ（別皿）
　レタス　20g
　トレビス　10g
バケット　40g

作り方

1. 準備をする／にんじん、かぼちゃは1cm角に切り、塩茹でにする。レタス、トレビスは小さくちぎり、冷水にはなしパリッとさせる。
2. レンズ豆を煮る／鍋にレンズ豆と〔A〕を入れ、中火で15分ほど煮る。豆がやわらかくなったら、オリーブオイルを加える。
3. ソースを作る／鍋にブイヨンを入れ、沸いたらミニほたてを入れる。弱火にし、しょうゆと少量の水で溶いたコーンスターチを加え、とろみがついたら火を止める。
4. サーモンを焼く／熱したフライパンにオリーブオイルをひき、塩・こしょうしたサーモンを中火で両面焼く。
5. 盛り付ける／皿に①のにんじんとかぼちゃを敷き、④をのせる。③をかけて、②とバジルの葉を添える。泡のソースはお好みで。軽くトーストしたバケット、別の皿に盛ったサラダとともにいただく。

＊1　ミニほたては、正式にはイタヤ貝というもの。
　　なければ、普通のほたて貝柱を小さく切ったもので代用可能。
＊2　泡のソースについては、P84のChef's lessonsを参照。

エネルギー	炭水化物	たんぱく質	脂質
329.1kcal	118.8kcal	106.8kcal	103.5kcal

Part 1　忙しいWEEKDAYは、手早くカンタン

豚ロース肉とりんごのロースト シナモン風味

このボリュームが何よりうれしい
ジューシーな豚肉のおいしさが
りんごの酸味と甘みで引き立ちます

材料（2人分）

豚ロース肉（あれば骨付き）　120g
塩・こしょう　各少々
小麦粉（強力粉）　小さじ1
オリーブオイル　小さじ1
りんご　100g（1/2個）
シナモン　少々
ソース
　白ワイン　大さじ2
　フォン・ド・ボー（市販のもの）*1　大さじ2
　塩・こしょう　各少々
付け合わせ
　ミニチンゲン菜 *2　60g（1株）
　かぼちゃ　80g
　塩・こしょう　各少々
　オリーブオイル　小さじ1
　ミニトマト　120g（4個）
　白いんげん豆の煮込み *3　30g
　イタリアンパセリ　少々

作り方

1. 準備をする／ミニチンゲン菜は塩茹でにし、冷水に取り、水気を切る。かぼちゃはひと口大に切り、塩茹でにし、水気を切る。それぞれ塩・こしょうしてオリーブオイルをかける。

2. 豚肉を焼く／豚肉は塩・こしょうし、小麦粉をまぶす。熱したフライパンにオリーブオイルをひき、中火で両面焼く。表面に焼き色がついたらオーブンの鉄板に移す。フライパンは洗わず、そのままにしておく。

3. オーブンで仕上げる／②の上に、皮付きのまま薄切りにしたりんごをのせ、シナモンを振りかけ、200℃のオーブンで約6分焼く。

4. ソースを作る／②のフライパンに白ワインとフォン・ド・ボーを入れ、1/2の量になるまで煮詰め、塩・こしょうで味を調える。

5. 盛り付ける／皿に③を盛り付け、④をまわしかけ、イタリアンパセリを飾る。①、ミニトマト、白いんげん豆の煮込みを添える。

*1　フォン・ド・ボーについては、P57のChef's lessonsを参照。
*2　ミニチンゲン菜は草丈10〜15cmと小さく、まるごと使えるのでレストランなどで重宝されている。なければ、普通のチンゲン菜を適当な大きさに切ったもので代用可能。
*3　白いんげん豆の煮込みの作り方
　　[白いんげん豆（乾）100g、ベーコン（細切り）30g、塩・こしょう各少々、ブイヨン（洋風だし）180cc、ローリエ1/2枚]を鍋に入れ、弱火で落とし蓋をして約20分煮る。好みで、仕上げに、しょうゆを少し加えてもOK。

エネルギー	炭水化物	たんぱく質	脂質
269.0kcal	99.2kcal	78.0kcal	91.8kcal

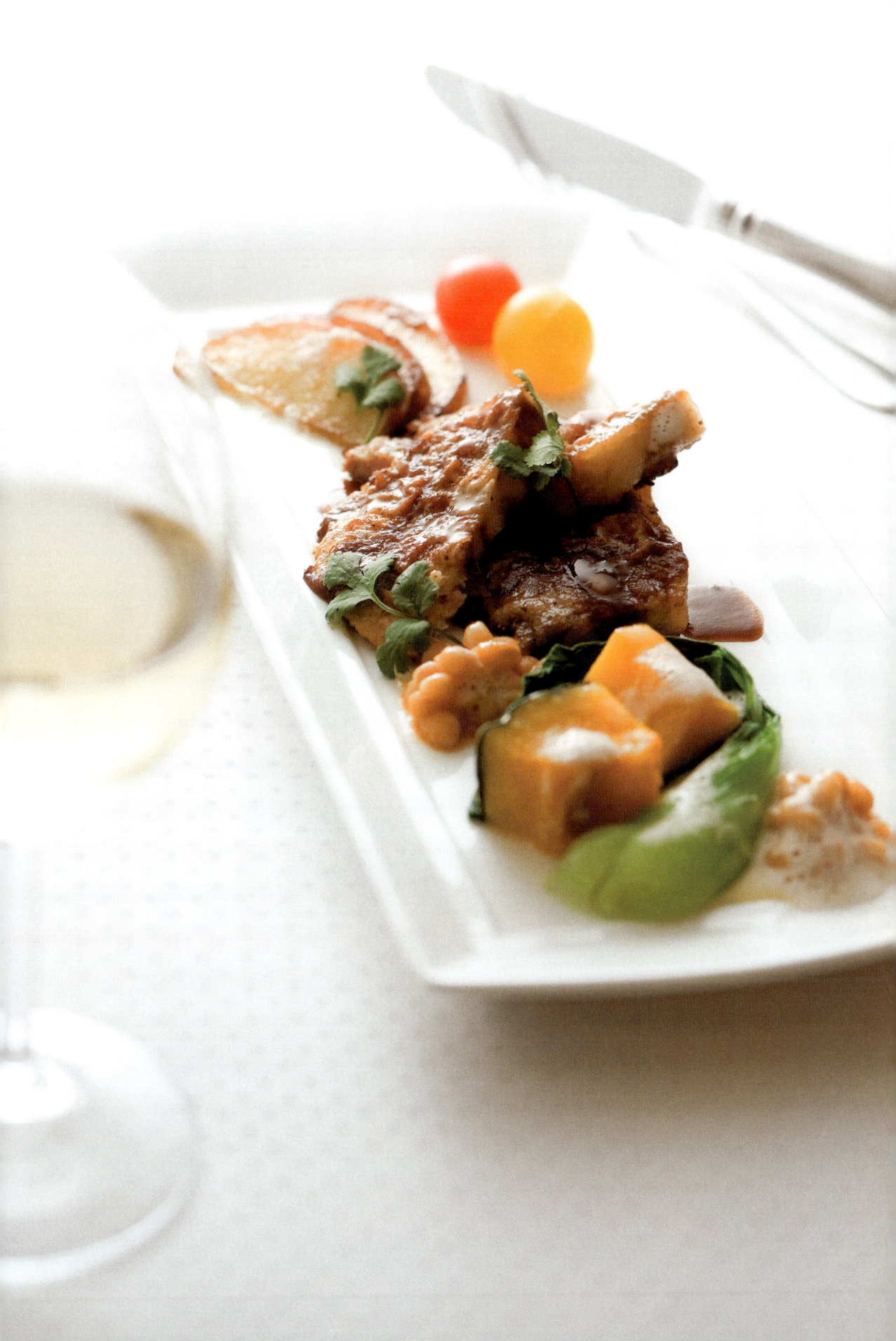

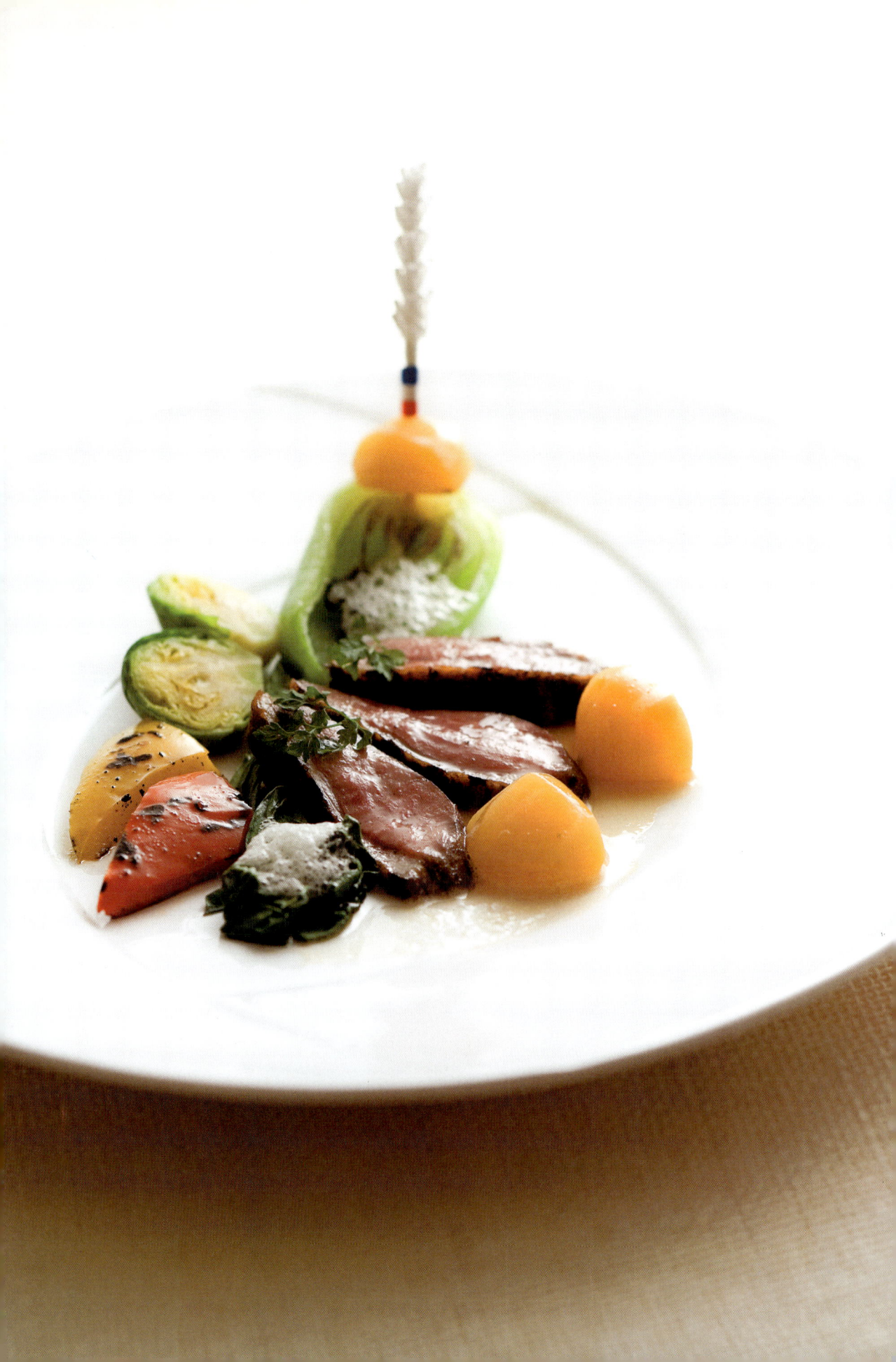

鴨胸肉の網焼き マロン添え

高たんぱくで低カロリーの鴨肉を贅沢に
滋養に富んだ秋の味覚をプラスして
おいしくヘルシーに仕上げます

材料（2人分）

鴨胸肉（皮なし）　100g
塩・こしょう　各少々
ソース
　栗（茹でたもの）＊1　80g（6個）
　ブイヨン（洋風だし）　1カップ
　片栗粉　8g
　しょうゆ　小さじ2
付け合わせ
　ミニチンゲン菜＊2　60g（1株）
　芽キャベツ　25g（2個）
　塩・こしょう　各少々
　オリーブオイル　小さじ1
　パプリカ（赤・黄）　各20g（1/8個）
　セルフィーユ　少々
　オリーブオイル　小さじ1

作り方

1. 準備をする／ミニチンゲン菜、芽キャベツはそれぞれ塩茹でし、冷水に取り、水気を切る。塩・こしょうし、オリーブオイルをかける。パプリカはひと口大に切り、焼き目をつける。

2. ソースを作る／鍋にブイヨンを入れ、沸いたら茹でた栗としょうゆを加える。弱火にし、少量の水で溶いた片栗粉を加え、とろみがついたら火を止める。

3. 鴨肉を焼く／鴨肉は脂身のほうにナイフで切り目を入れ、塩・こしょうする。よく熱した焼き網（または魚焼きグリル）にのせ強火で両面焼き、表面に焼き目がついたら弱火にし約4分焼く。1cm厚さに切る。

4. 盛り付ける／皿に②を敷き、①と③をバランスよく盛り、セルフィーユを飾る。香り付けにオリーブオイルをまわしかける。

＊1　生の栗は水から茹で、やわらかくなったら火を止め、そのままの状態で冷ます。
　　　生のものがなければ、甘露煮でも代用可能。
＊2　ミニチンゲン菜は草丈10〜15cmと小さく、まるごと使えるのでレストランなどで重宝されている。
　　　なければ、普通のチンゲン菜を適当な大きさに切ったもので代用可能。

エネルギー	炭水化物	たんぱく質	脂質
202.6kcal	72.8kcal	63.2kcal	66.6kcal

Part 1　忙しいWEEKDAYは、手早くカンタン

かれいのはくさい蒸し ざくろソース

脂質の少ないかれいの旨みを
ハーブとともに包み込んで逃がしません
見た目も美しいヘルシーなひと皿

材料（2人分）

真がれい（切り身） 140g（2切れ）
エストラゴン 10g
塩・こしょう 各少々
はくさい 100g（2枚）
ソース
　だし汁 100cc
　しょうゆ 大さじ1
　ざくろ（正味）＊1 40g
　片栗粉 小さじ1
オリーブオイル 小さじ2
万能ねぎ（小口切り） 小さじ½
バケット 60g

＊1　ざくろは手でふたつに割り、実を出す。

作り方

1. 準備をする／エストラゴンは葉の部分をちぎる。はくさいは軽く茹で、水気を切る。
2. ソースを作る／鍋にだし汁を入れ、沸いたら、しょうゆを加える。弱火にし、少量の水で溶いた片栗粉を加え、とろみがついたらざくろを加えて火を止める。
3. かれいを蒸す／①のはくさいを広げ、塩・こしょうしたかれいとエストラゴンを半量のせて包む。水（大さじ2）をかけ、蓋をして約10分中火で蒸す。
4. 盛り付ける／皿に③を盛り、②をかける。仕上げに万能ねぎと残りのエストラゴンを散らし、オリーブオイルをまわしかける。軽くトーストしたバケットとともにいただく。

Chef's lessons

エストラゴンはキク科のハーブ。ロシア種とフランス種があり、スパイスとして広く使われているのはフランス種のほう。甘く、やわらかな香りが最大の特徴で、魚介や鶏肉の臭み消しの目的でも用いられています。白ワインビネガーに漬け込んだものを常備しておけば、マリネやサラダのドレッシングなどで、手軽にエストラゴンの風味を楽しめます。

エネルギー	炭水化物	たんぱく質	脂質
222.1kcal	92.0kcal	71.6kcal	58.5kcal

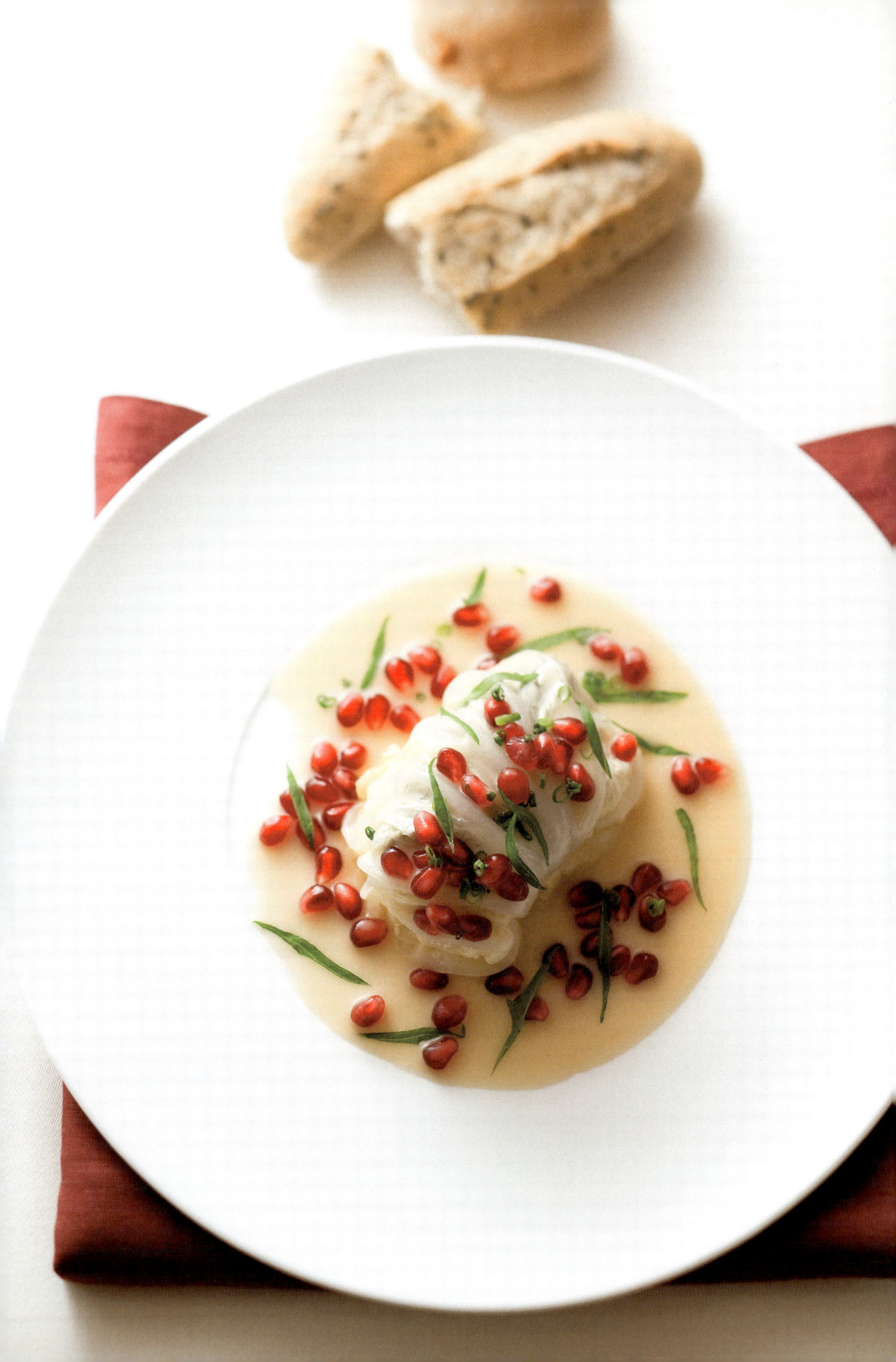

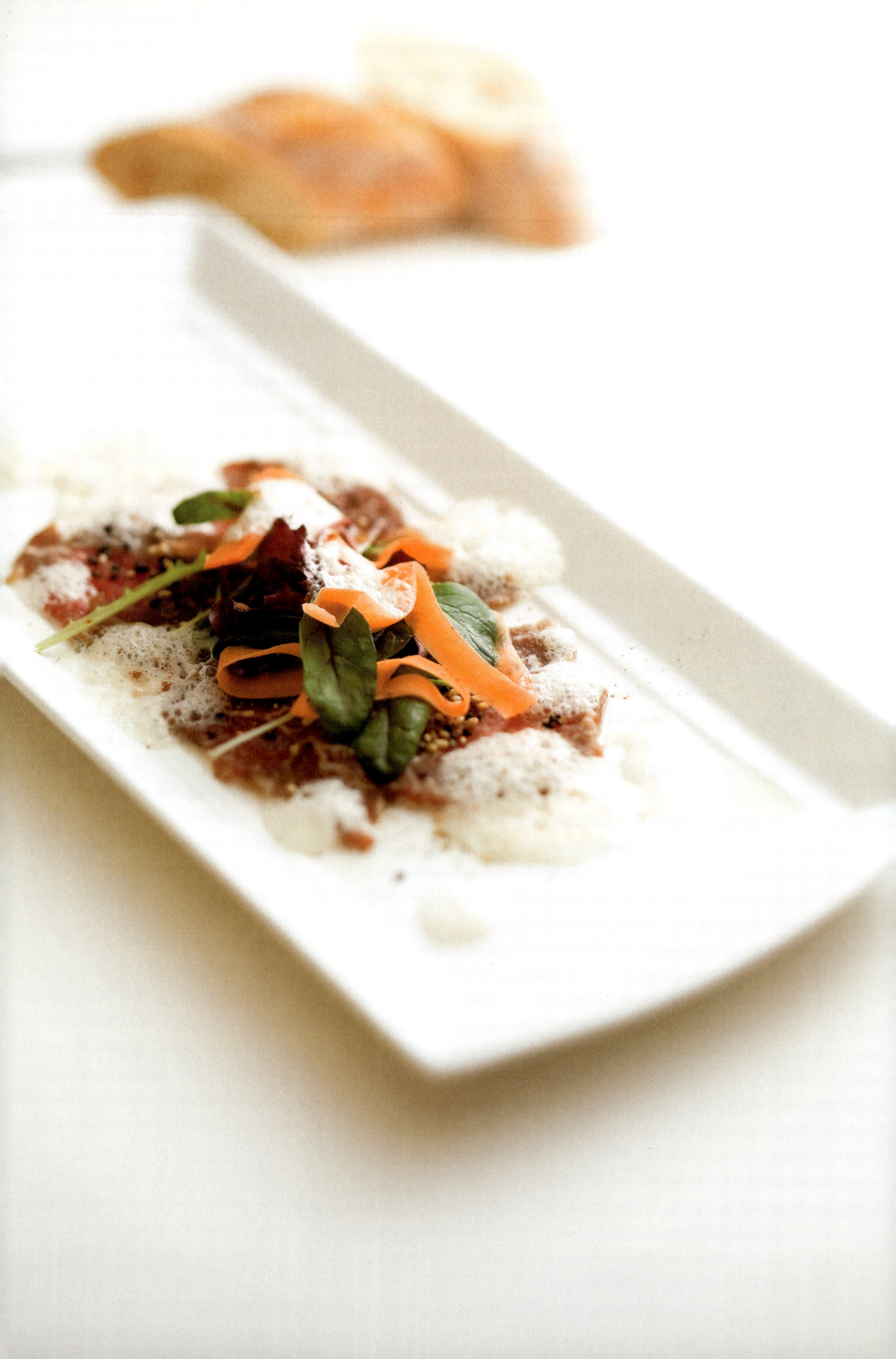

牛肉のカルパッチョ カプチーノ仕立て

サラダ感覚でいただく新鮮な牛肉
泡がはじける軽やかなソースは
エスプレッソ風味で大人の味わいに

材料（2人分）

牛ランプ薄切り肉　80g
塩・黒こしょう　各少々
にんじん　20g（1/5本）
ミックスリーフ　40g
ソース
　水　80cc
　コーヒー（エスプレッソ）　20cc
　無塩バター　少々
　生クリーム（植物性）　8g
白ごま　小さじ2
コーヒーパウダー
　またはインスタントコーヒー　少々
バケット　60g

作り方

1. 準備をする／にんじんは皮をむき、スライサー（または皮むき器）でリボン状の薄切りにする。サッと塩茹でし、冷水に取り、水気を切る。牛肉に塩・黒こしょうを振る。

2. ソースを作る／水とコーヒーを鍋に入れ、沸かしながらバターと生クリームを加え、ハンディタイプのミキサーなどでよく混ぜ、空気を入れる。火から外し、冷ます。

3. 盛り付ける／皿に①の牛肉をミックスリーフ、にんじんとともに盛り、②をかける。仕上げに白ごま、コーヒーパウダーまたはインスタントコーヒーを振る。軽くトーストしたバケットとともにいただく。

Chef's lessons

フードプロセッサーは、ハンディタイプのものもあり、混ぜたり、砕いたりするだけでなく、泡立てることもできるので、ソース作りに重宝します。また、泡立てるだけなら、カプチーノ・クリーマーを利用しても、同じように仕上がります。ぜひ試してみてください。

エネルギー	炭水化物	たんぱく質	脂質
176.5kcal	73.6kcal	51.6kcal	51.3kcal

仔羊肉と野菜のポテトケース エスニックの香り

スパイシーな香りと味付けで
ラム特有のちょっとした臭みも気になりません
しっかり満足感のある食べ応えもうれしい

材料（2人分）

じゃがいも（メークイーン）　100g（1個）
仔羊ロースひき肉　140g
玉ねぎ　40g（¼個）
オリーブオイル　小さじ1
バジル（みじん切り）　小さじ2
〔A〕
　棒々鶏の素（市販のもの）　20g
　カレー粉　小さじ1
　塩・こしょう　各少々
付け合わせ
　さといも　80g（小2個）
　ミニトマト　20g（2個）
　パクチー　4g（⅓束）
　〔B〕
　　いんげん　20g（6本）
　　ブロッコリー　16g（1片）
　　芽キャベツ　12g（1個）
糸唐辛子・ピンクペッパー　各少々
バケット　30g

作り方

1. 野菜を準備する／玉ねぎは粗いみじん切りにする。〔B〕はそれぞれ塩茹でにし、適当な大きさに切る。
2. いもを焼く／じゃがいもとさといもは皮付きのまま180℃のオーブンで約15分焼く。じゃがいもは縦に半分に切って中身をくりぬき、中身は裏ごし（*1）する。さといもは皮をむき、半分に切る。
3. ひき肉を炒める／熱したフライパンにオリーブオイルをひき、①の玉ねぎをきつね色になるまで炒めたら、ひき肉を加えポロポロになるまで炒める。
4. 具材を合わせる／ボウルに③と裏ごししたじゃがいもとバジルを入れ、〔A〕で調味する。
5. 具材を詰める／くりぬいたじゃがいもに④を詰め、200℃のオーブンで約5分焼く。
6. 盛り付ける／皿に⑤と付け合わせの野菜を盛り、糸唐辛子とピンクペッパーを散らす。軽くトーストしたバケットとともにいただく。

*1　裏ごしについては、P122のChef's lessons〔番外編〕を参照。

エネルギー	炭水化物	たんぱく質	脂質
236.9kcal	80.0kcal	66.0kcal	90.9kcal

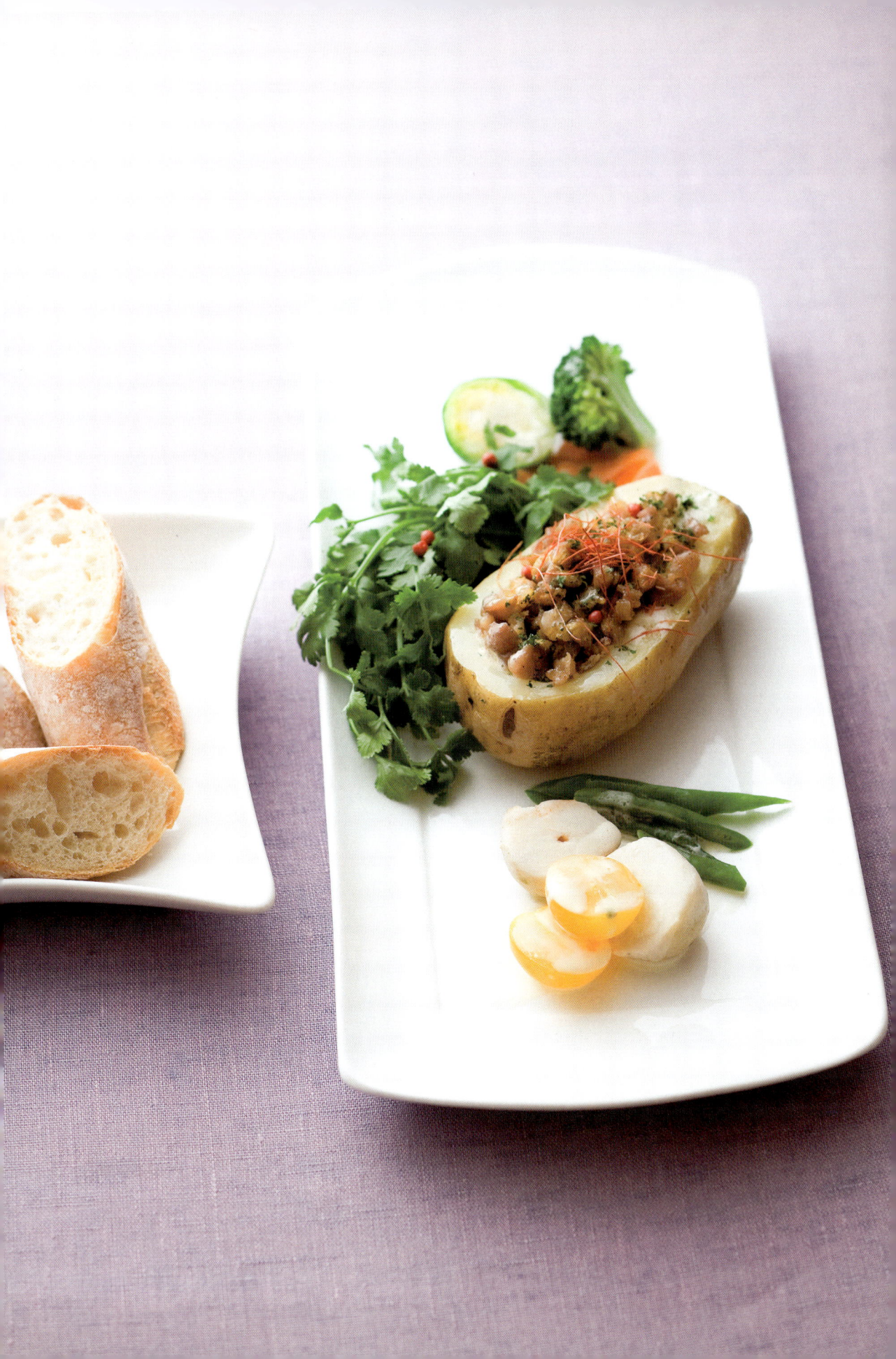

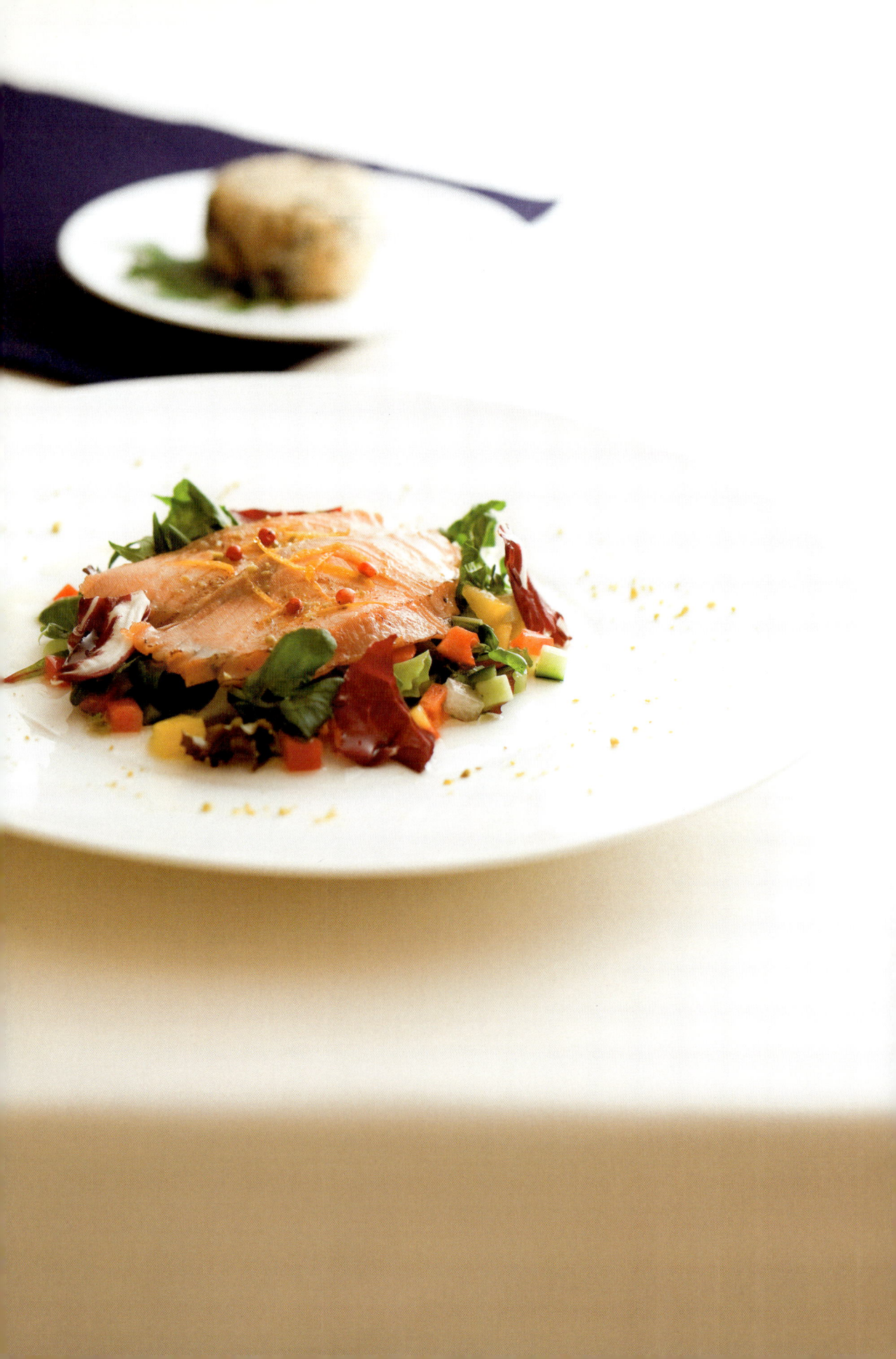

紅ますの温かいサラダ ゆずのソース

脂ののった紅ますを香ばしくソテー
たっぷりのフレッシュ野菜と合わせます
爽やかなゆずの風味で、さっぱりと

材料（2人分）

紅ます（切り身）＊1　140g（4切れ）
塩・こしょう　各少々
オリーブオイル　小さじ1
ソース
　だし汁　60cc
　片栗粉　小さじ1
　塩・こしょう　少々
　ゆず（搾り汁）　20cc
サラダ
　水菜　40g（8枚）
　クレソン　40g（1本）
　トレビス　20g（1/3個）
　パプリカ（赤・黄）　各20g（1/4個）
　きゅうり　30g（1/3本）
　塩・こしょう　各少々
ピンクペッパー・刻みゆず　各少々
玄米おにぎり
　玄米ごはん　100g
　塩・刻みのり　各少々

作り方

1. 準備をする／水菜、クレソン、トレビスは食べやすい大きさにちぎり、冷水にはなしパリッとさせ、水気を切る。パプリカ、きゅうりは1cm程度に切る。
2. ソースを作る／鍋にだし汁を入れ、ひと沸かししたら弱火にし、少量の水で溶いた片栗粉を加え、とろみがついたら火を止め、ゆずの搾り汁を加える。塩・こしょうで味を調える。
3. 紅ますを焼く／熱したフライパンにオリーブオイルをひき、塩・こしょうした紅ますを中火で両面焼く。
4. 盛り付ける／皿に①を盛り、軽く塩・こしょうを振り、③をのせる。②をかけ、ピンクペッパーと刻みゆずを散らす。刻みのりと塩を混ぜた玄米ごはんのおにぎりとともにいただく。

＊1　紅ますについては、P122のChef's lessons〔番外編〕を参照。

エネルギー	炭水化物	たんぱく質	脂質
228.7kcal	86.4kcal	71.2kcal	71.1kcal

豚ロース肉の網焼き
バルサミコソース

フレンチでは定番のクスクスに
彩り野菜をたっぷり加えて
食感とボリュームをヘルシーにアップ

材料（2人分）

- 豚ロース肉　140g
- 塩・こしょう　各少々
- クスクスのサラダ
  - クスクス（炊いたもの）＊1　40g
  - きゅうり　30g（1/3本）
  - パプリカ（赤・黄）　各20g（1/4個）
  - イタリアンドレッシング（ノンオイル）　20cc
  - 塩・こしょう　各少々
- ソース
  - バルサミコ酢　60cc
  - オリーブオイル　小さじ1
  - 塩・こしょう　各少々
- ルッコラ　20g（6枚）
- いんげん　15g（4本）
- ミニトマト　40g（4個）
- ポテトチップス　2枚
- クコの実　少々
- 泡のソース＊2　適量

作り方

1. 準備をする／いんげんは塩茹でし、水気を切る。パプリカは湯通しし、冷水に取って水気を切り、きゅうりとともに1cm程度に切る。
2. クスクスのサラダを作る／ボウルに、炊いたクスクス、パプリカ、きゅうりを入れてイタリアンドレッシングで和え、塩・こしょうで味を調える。
3. 豚肉を焼く／焼き網（または魚焼きグリル）をよく熱し、塩・こしょうした豚肉を中火で両面焼く。表面に焼き目をつける。
4. ソースを作る／ボウルにソースの材料を入れ、よく混ぜ合わせる。
5. 盛り付ける／皿に②を盛り、食べやすい大きさに切った③をのせる。いんげん、ルッコラ、ミニトマトを添え、④をかける。水でもどしたクコの実とポテトチップスを飾る。泡のソースはお好みで。

＊1　クスクスの炊き方
　　　ボウルにクスクス50gを入れ、沸騰した湯40ccを加えて手早く合わせ、ラップして温かいところにおき10分ほど蒸す。オリーブオイル小さじ1を入れて混ぜ合わせる。
＊2　泡のソースについては、P84のChef's lessonsを参照

エネルギー	炭水化物	たんぱく質	脂質
235.0kcal	84.8kcal	78.2kcal	72.0kcal

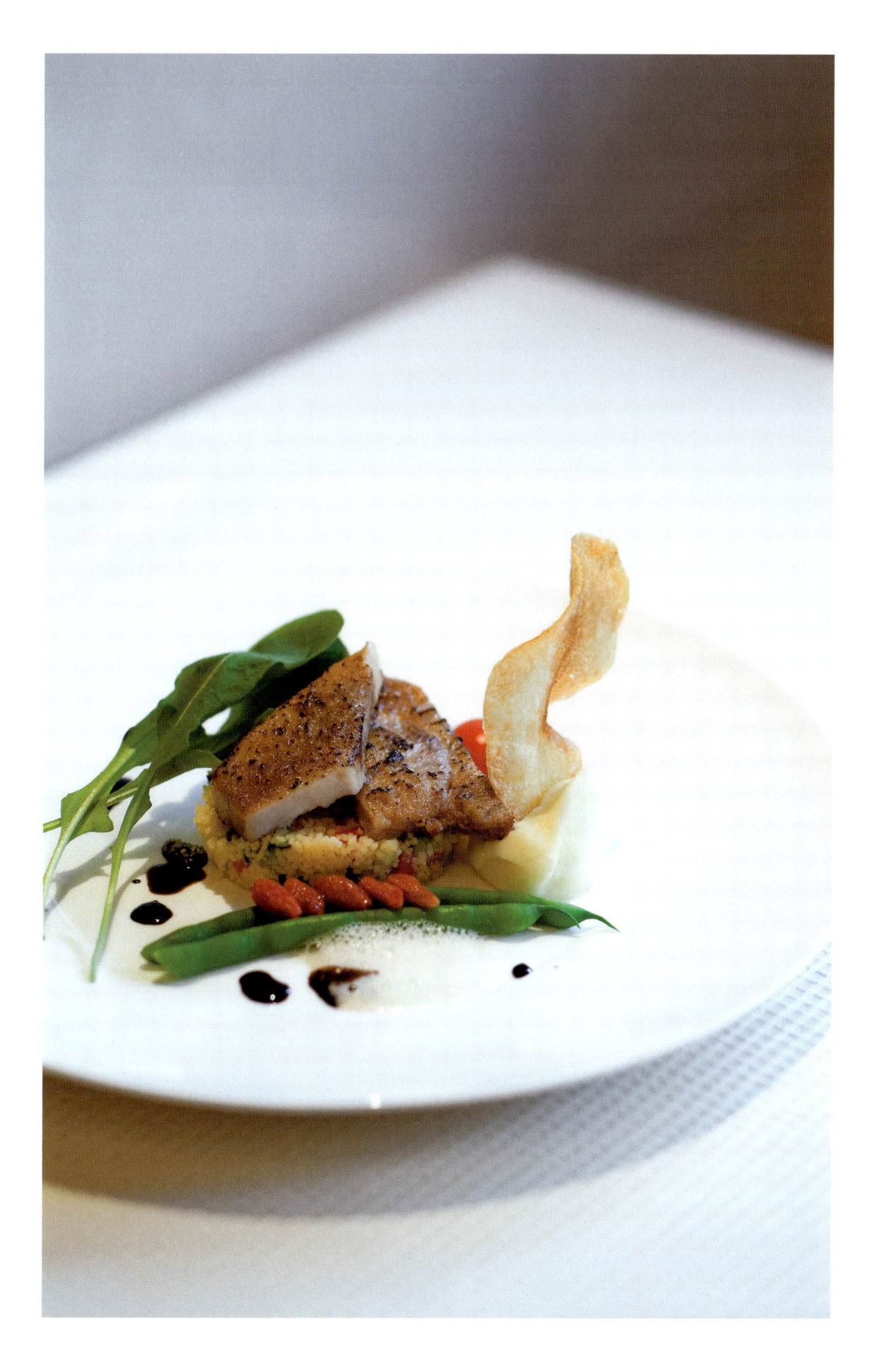

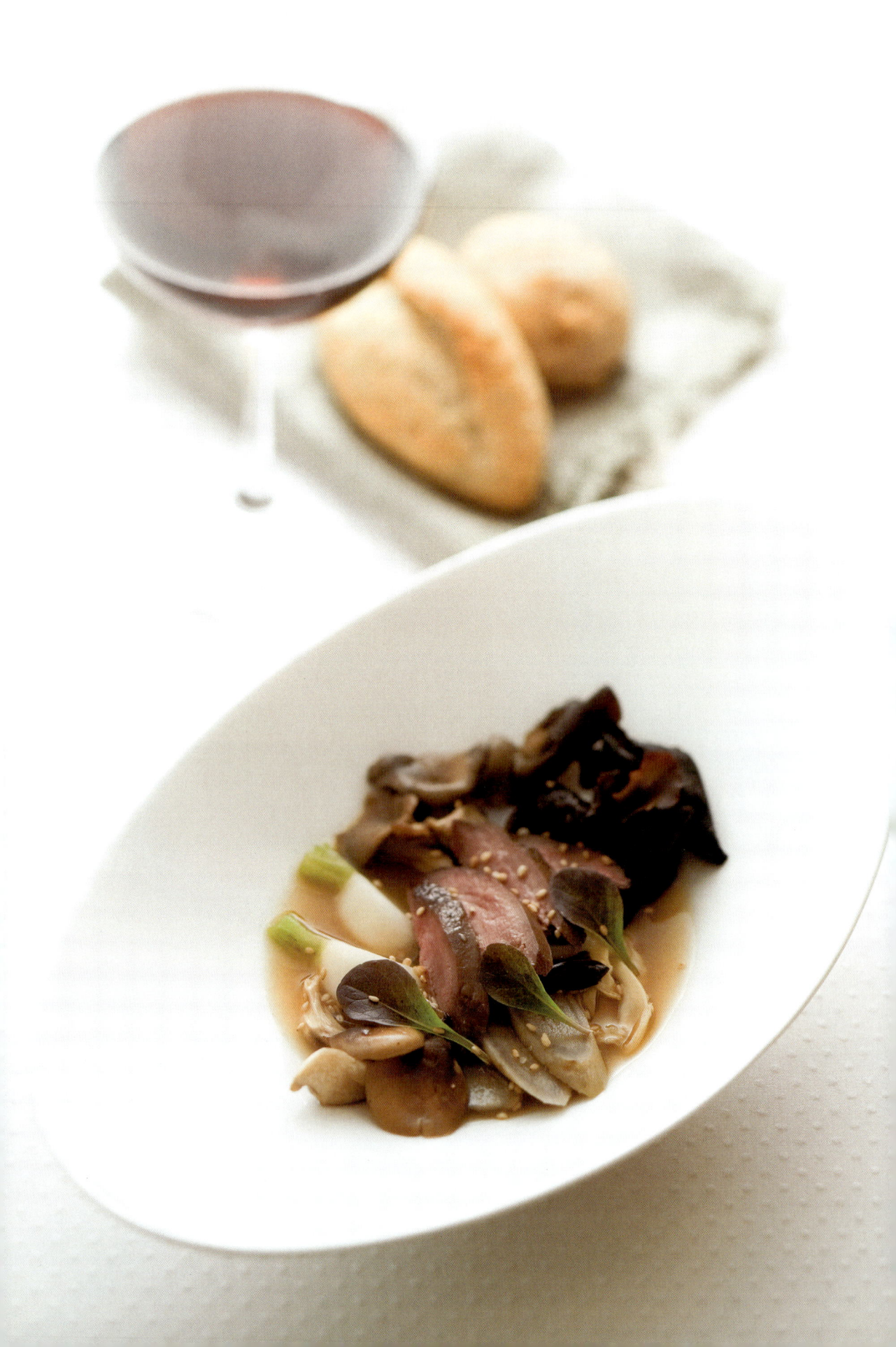

鴨胸肉の網焼き スープスタイル

低カロリーで食物繊維が豊富な
根菜ときのこをたっぷりと
あっさりとしたブイヨンのスープで

材料（2人分）

鴨胸肉（皮なし）　120g
塩・こしょう　各少々
あわび茸　40g
ごぼう　40g（1/3本）
小かぶ　20g（1/2個）
スープ
　ブイヨン（洋風だし）　160cc
　無塩バター　8g
　塩・こしょう　各少々
白ごま　少々
バケット　80g

作り方

1. 準備をする／ごぼうは薄切りにする。小かぶは皮をむき、くし形に切る。
2. スープを作る／鍋にブイヨンを入れ、ひと沸かししたら弱火にし、バターを加え、塩・こしょうで味を調える。
3. 野菜を茹でる／②に①を入れ、火が通ったら、取り出す。
4. 鴨肉を焼く／焼き網（または魚焼きグリル）をよく熱し、塩・こしょうした鴨肉を強火で両面焼き、表面に焼き目をつける。あわび茸も同様に焼く。
5. 盛り付ける／③のスープを温め直して器に注ぎ、④の鴨肉を薄く切り、あわび茸、野菜とともに盛り、白ごまを振る。軽くトーストしたバケットとともにいただく。

Chef's lessons

あわび茸は、繊維がきめ細かく、とっても肉厚。コリコリとした独特の食感が鮑に似ていることから、このような名前が付いたとされています。味や香りにくせがないので、様々な料理に使われますが、もし手に入らないときは、食感の似ているエリンギなどで代用してもいいでしょう。

エネルギー	炭水化物	たんぱく質	脂質
243.6kcal	100.0kcal	82.4kcal	61.2kcal

Part 1　忙しいWEEKDAYは、手早くカンタン

めかじきの網焼きとふろふき大根
ひじきソース

**ふっくら炊き上げた郷愁の味も
飽きのこないようゾーン風にアレンジ
ひと味も、ふた味も違うおいしさです**

材料（2人分）

めかじき（切り身）　160g（2切れ）
塩・こしょう　各少々
白まいたけ（まいたけでも可）　60g（1/2パック）
シブレット　少々
ふろふき大根
　大根　120g（12cm）
　だし汁　200cc
　しょうゆ　小さじ1
ソース
　ひじき（乾）　14g
　しょうゆ　小さじ1
　塩・こしょう　少々
　無塩バター　8g
玄米おにぎり
　玄米ごはん　110g
　かつお節　少々
　しょうゆ　小さじ1

作り方

1. ふろふき大根を作る／大根は皮を厚めにむき、6cm厚さの輪切りにする。鍋にだし汁としょうゆを入れ、沸いたところへ下茹でした大根を入れ、やわらかく煮えたら火を止め、煮汁の中で冷ます。

2. ソースを作る／鍋に①の煮汁と水でもどしたひじきを入れ、沸いたらしょうゆ、塩・こしょうで味をつける。バターを加え、沸かしながら溶かし混ぜる。

3. めかじきを焼く／焼き網（または魚焼きグリル）をよく熱し、塩・こしょうしためかじきを強火で両面焼き、焼き目をつける。白まいたけも同様に焼く。

4. 盛り付ける／皿の中央に①をおき、適当な大きさに切っためかじきをのせ、白まいたけを添える。②を全体にかけ、シブレットを飾る。かつお節としょうゆで味付けした玄米ごはんのおにぎりとともにいただく。

Chef's lessons

ふろふき大根は和食料理の大定番。「下茹で」というのは、米のとぎ汁またはひとつまみの米粒を入れた水で15分ほど茹でてアクを抜いておくということです。また、味がよく染み込むように、半分ぐらいの深さまで十文字に切り込み（隠し包丁）を入れておくこともおいしく仕上げるコツです。

エネルギー	炭水化物	たんぱく質	脂質
244.7kcal	90.0kcal	72.8kcal	81.9kcal

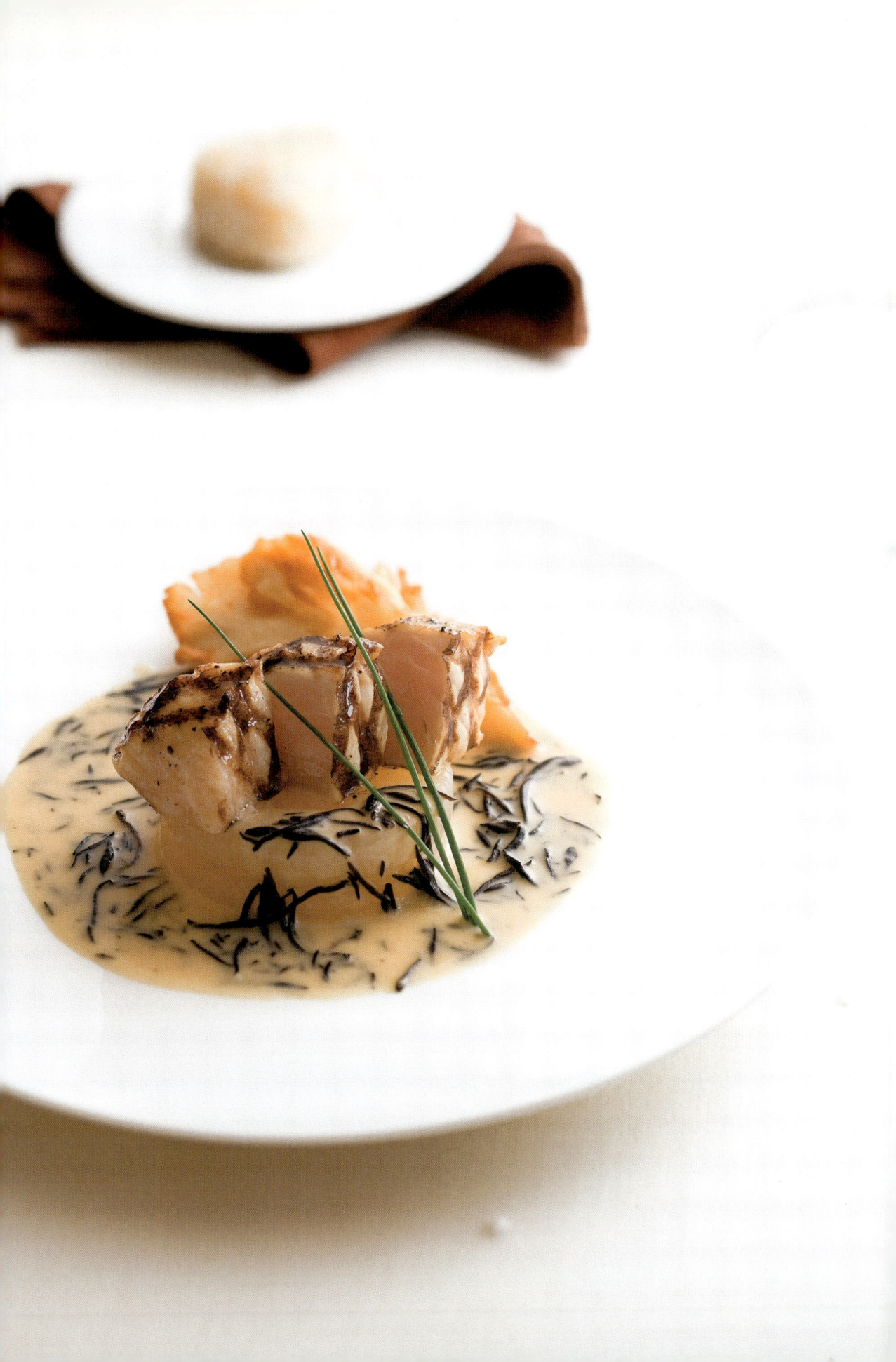

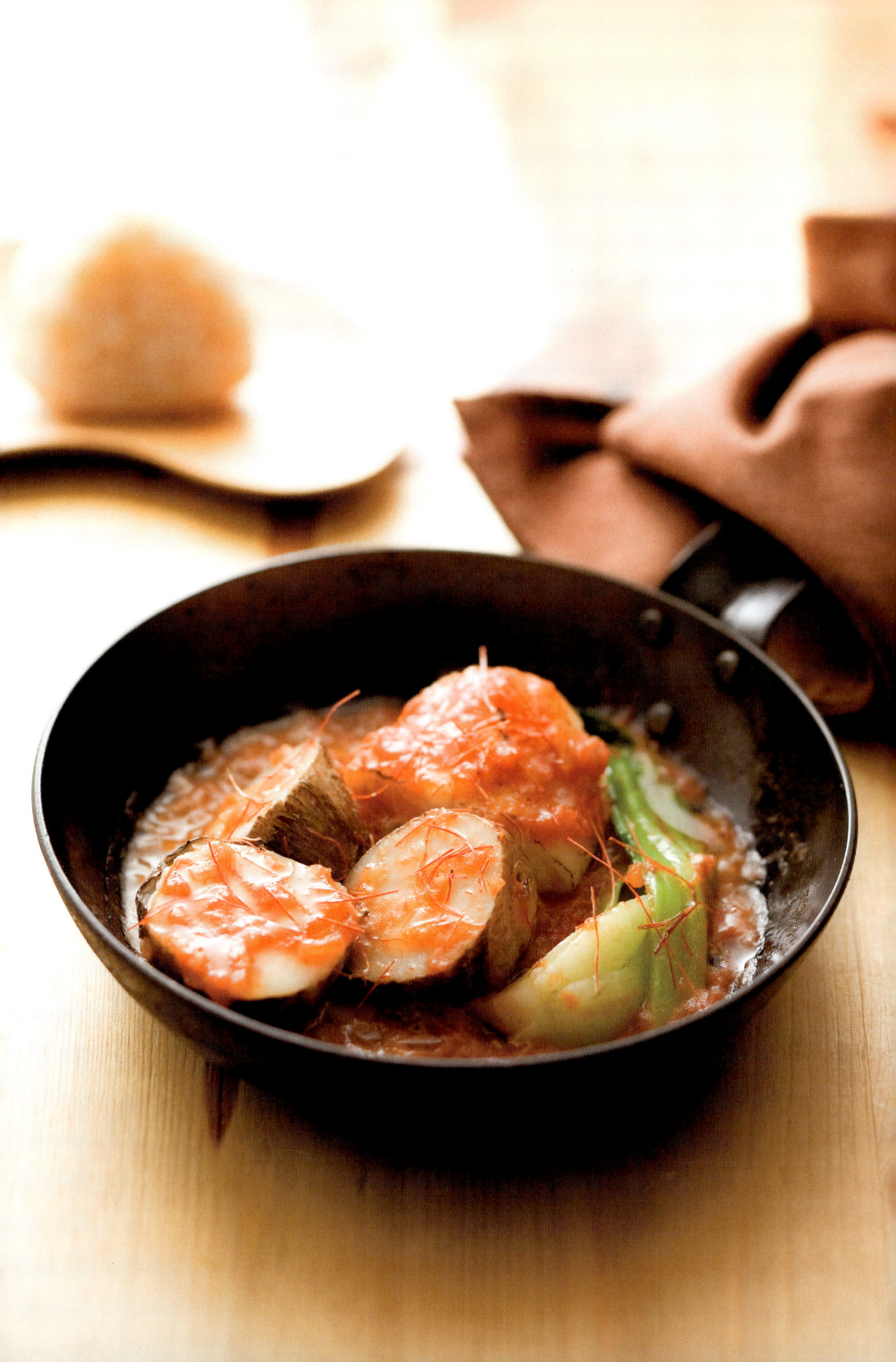

たらとさといものオーブン焼き 四川風

野菜はダイナミックに大きくカット
辛みを効かせて味を引き締めました
意外や、蒸し焼きにしただけの簡単レシピ

材料（2人分）

真だら（切り身） 140g（2切れ）
塩・こしょう 各少々
さといも 150g（3～4個）
ミニチンゲン菜 *1 60g（1株）
煮汁
　ブイヨン（洋風だし） 60cc
　みそ 小さじ1
　ごま油 小さじ2
　豆板醤 小さじ1
　鷹の爪 少々
シブレット 少々
糸唐辛子 少々
玄米ごはん 60g

作り方

1. 準備をする／さといもは皮付きのまま固めに茹でる。ミニチンゲン菜は塩茹でし、冷水に取り、水気を切る。たらに塩・こしょうを振る。
2. オーブン焼きにする／ミニフライパン（または小鍋）に煮汁の材料を入れて沸かす。①をすべて入れて蓋をし、フライパンごと200℃のオーブンで約8分蒸し焼きにする。
3. 盛り付ける／オーブンから取り出し、シブレットと糸唐辛子を散らす。玄米ごはんのおにぎりとともにいただく。

*1 ミニチンゲン菜は草丈10～15cmと小さく、まるごと使えるのでレストランなどで重宝されている。なければ、普通のチンゲン菜を適当な大きさに切ったもので代用可能。

Chef's lessons

鍋やフライパンごとオーブンに入れて仕上げる「オーブン焼き」はフランス料理ではごく一般的な調理法です。鍋ごと入るようなオーブンがない場合は、『200℃のオーブンで8分蒸し焼きにする』代わりに、『蓋をして弱火で10～15分じっくり煮込んで』仕上げてください。

エネルギー	炭水化物	たんぱく質	脂質
192.6kcal	79.2kcal	61.2kcal	52.2kcal

Part 1　忙しいWEEKDAYは、手早くカンタン

根菜とまぐろの軽い煮込み

食べ応えのある根菜はふんだんに
クリーミーでまろやかな煮汁を
やさしく、コトコト煮含ませます

材料（2人分）

まぐろ（赤身）　120g
塩・こしょう　各少々
ごぼう　60g（1/2本）
れんこん　60g（1/3個）
にんじん　80g（2/3本）
玉ねぎ　80g（1/2個）
さといも　100g（2〜3個）
煮汁
　ブイヨン（洋風だし）　160cc
　白ワイン　100cc
　塩・こしょう　各少々
　辛味噌（コチュジャンでも可）　小さじ2
　牛乳（低脂肪）　140cc
　生クリーム（植物性）　40cc
　コーンスターチ　小さじ1
セルフィーユ　少々

作り方

1. 準備をする／ごぼうは3cm長さ、れんこんは5mm厚さの輪切り、にんじんはひと口大、玉ねぎは薄切りにする。さといもは皮付きのまま、塩少々を入れ、弱火で10分茹でる。

2. 煮込む／鍋にブイヨンと白ワインを入れ、①をすべて入れて強火にかける。沸いたら、塩・こしょうしたまぐろを入れて、表面の色が変わったら取り出し、食べやすい大きさに切っておく。火を弱め、蓋をして約10分煮る。残りの野菜も鍋から取り出す。

3. 味を付ける／②の鍋に辛味噌を加えてよく溶かし混ぜる。牛乳と生クリームを加えてひと沸きさせ、塩・こしょうで味を調える。弱火にし、少量の水で溶いたコーンスターチを加え、とろみがついたら火を止める。

4. 盛り付ける／皿に②のまぐろと野菜を盛り付けて、③をかける。セルフィーユを飾る。

エネルギー	炭水化物	たんぱく質	脂質
288.5kcal	108.8kcal	96.0kcal	83.7kcal

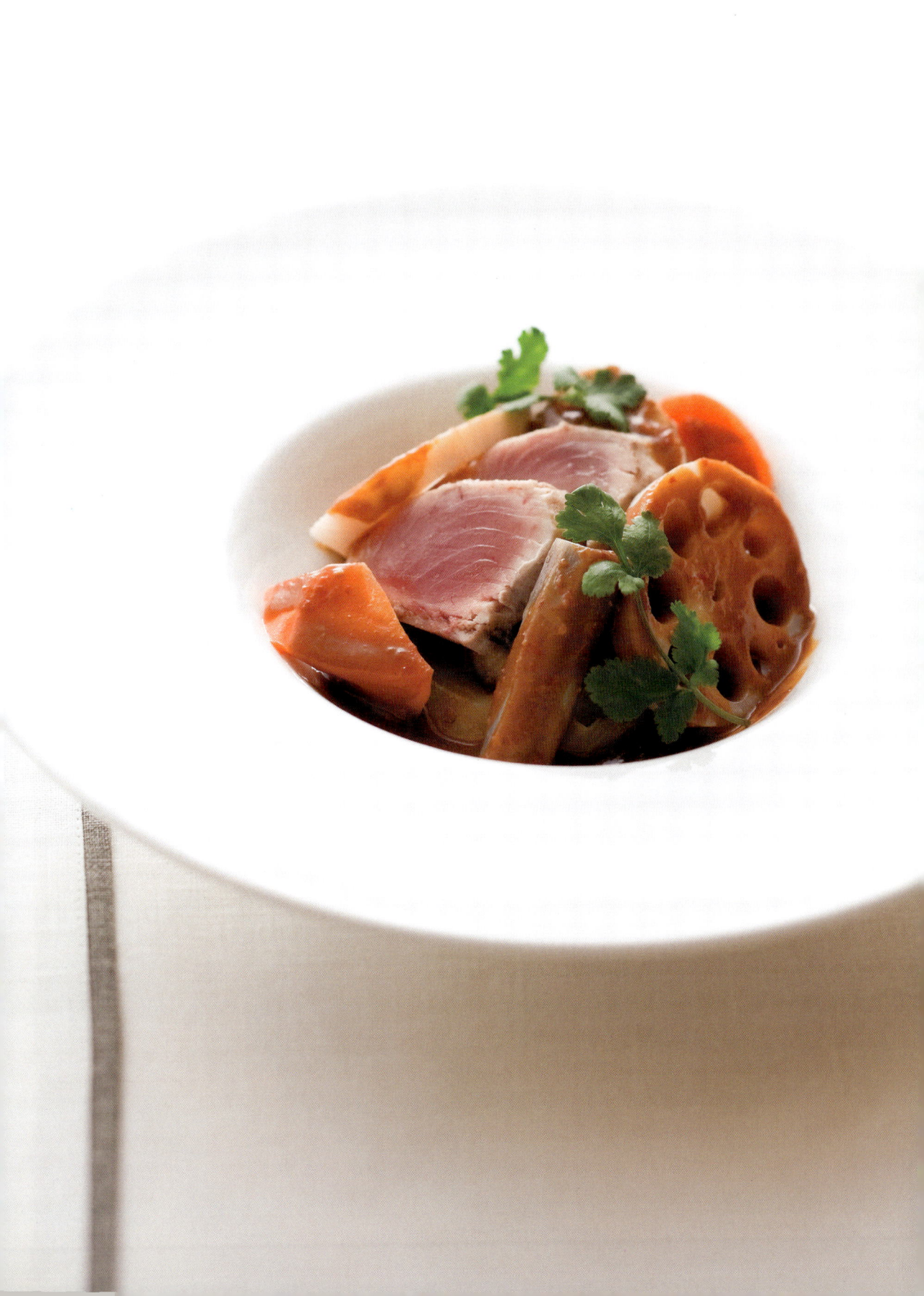

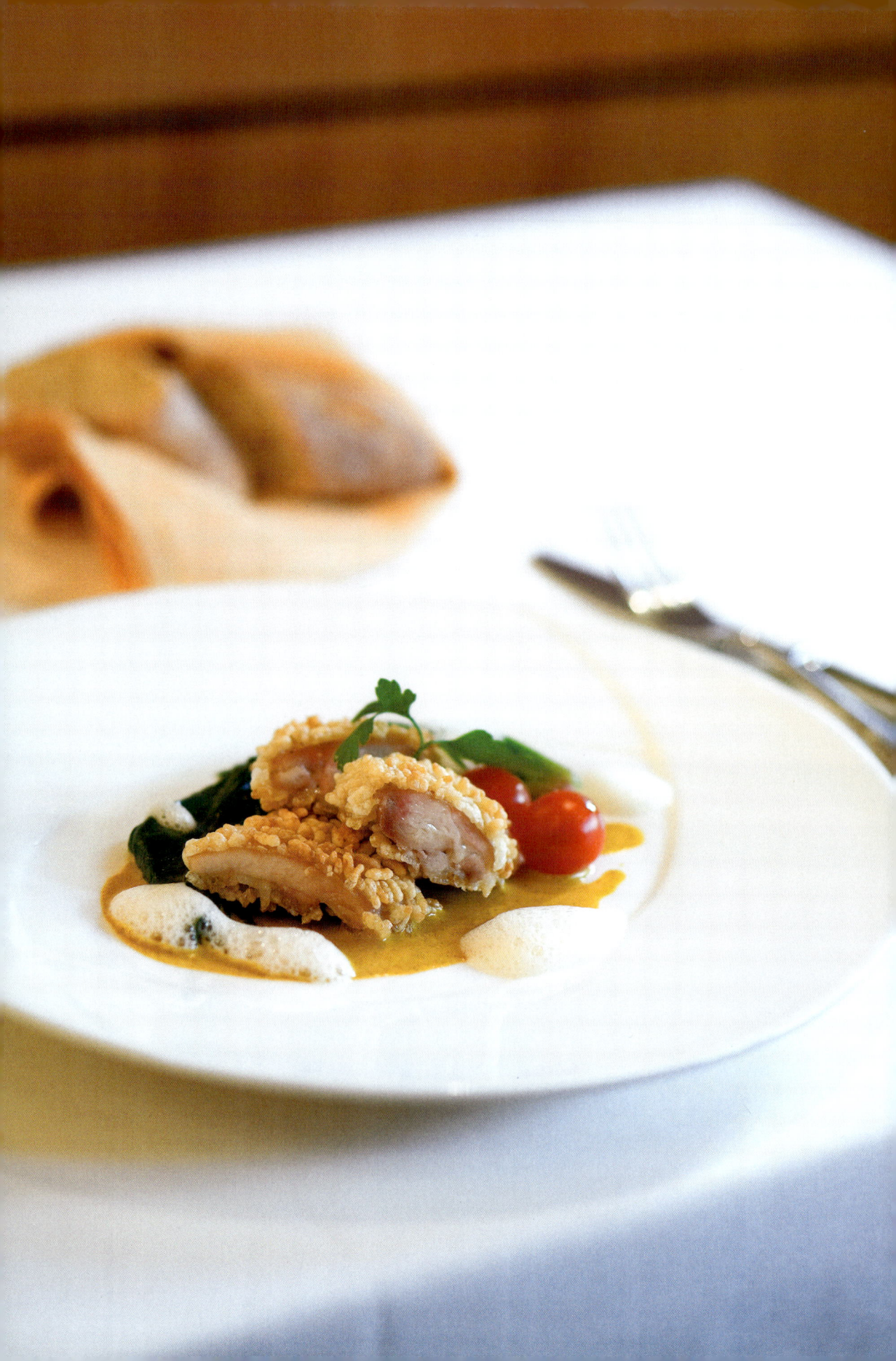

鶏胸肉のあられフリット カレー風味

あられをまぶした衣はサクサクの口当たり
油の吸収が気になる揚げものは
オーブンで焼いてエネルギーをカットします

材料（2人分）

鶏胸肉（皮なし）　140g
卵白　60g（2個分）
小麦粉（強力粉）　小さじ2
あられ　40g
オリーブオイル　小さじ1
ソース
　無塩バター　16g
　ブイヨン（洋風だし）　60cc
　カレー粉　少々
　塩・こしょう　少々
ほうれん草　80g（1/4束）
ミニトマト　40g（4個）
パクチー　少々
泡のソース＊1　適量
バケット　40g

作り方

1. 準備をする／ほうれん草は塩茹でし、冷水に取り、水気を切る。
2. 鶏肉を焼く／鶏肉に小麦粉、卵白、オリーブオイル、あられの順で衣をつけ、200℃のオーブンで約5分焼く。
3. ソースを作る／鍋に無塩バターとブイヨンを入れ、沸いたらカレー粉を加え、塩・こしょうで味を調える。
4. 盛り付ける／皿に③を敷き、②を食べやすい大きさに切ってのせ、ほうれん草、パクチー、ミニトマトを添える。泡のソースはお好みで。軽くトーストしたバケットとともにいただく。

＊1　泡のソースについては、P84のChef's lessonsを参照。

Chef's lessons

見た目はフライそのものですが、あられ衣を付けてオーブンで焼くことで、油の使用量が大幅にカットされています。また、そもそもヘルシーな鶏肉の、皮や脂身を取り除くことで、さらにエネルギーを低く抑えています。ちょっとした工夫で、おいしくカロリーカットできるというわけです。

エネルギー	炭水化物	たんぱく質	脂質
334.1kcal	130.8kcal	98.0kcal	105.3kcal

Part 1　忙しいWEEKDAYは、手早くカンタン

ひらめとムール貝のマリニエール風

ベルギーでなじみの家庭料理も
たっぷりの野菜を加えてゾーン風に
素材の旨みが溶け合った至極の味わい

材料（2人分）

ひらめ（切り身） 120g（2切れ）
塩・こしょう 各少々
ムール貝 40g（4個）
かぼちゃ 60g
煮汁
　白ワイン 80cc
　だし汁 80cc
　エシャロット（みじん切り） 10g
　マッシュルーム 10g（2個）
片栗粉 小さじ1
いんげん 16g（4〜5本）
にんじん 40g（1/3本）
大根 60g（6cm）
むら芽 少々
シブレット 少々
オリーブオイル 8g
バケット 40g

作り方

1. 準備をする／マッシュルームは薄切りにする。かぼちゃ、にんじん、大根はひと口大に切る。にんじん、大根、いんげんはそれぞれ塩茹でにし、水気を切る。
2. ムール貝の処理をする／ムール貝はたわしやナイフで殻をこすり洗いし、ひもを取り除く。
3. 蒸し煮にする／鍋に煮汁の材料を入れ、かぼちゃを煮る。やわらかくなったら、塩・こしょうしたひらめとムール貝を加え、中火でひと沸かししたら火を止める。蓋をして約8分おく。具材を取り出し、煮汁をこす。
4. ソースを仕上げる／こした煮汁を鍋に戻し、1/3ぐらいの量になるまで煮詰める。弱火にし、少量の水で溶いた片栗粉を加え、とろみがついたら火を止める。
5. 盛り付ける／皿に④を敷き、野菜、ひらめ、ムール貝を盛る。むら芽とシブレットを飾る。オリーブオイルを塗って、軽くトーストしたバケットとともにいただく。

Chef's lessons

「マリニエール」とは、「漁師風」という意味のフランス語。料理名に使うときは、白ワインやエシャロットなどとともに魚介類を煮込んだ調理法のことをいいます。ベルギー名物のムール貝をおいしくいただくことのできる、もっともポピュラーな料理として知られています。

エネルギー	炭水化物	たんぱく質	脂質
208.7kcal	86.4kcal	69.2kcal	53.1kcal

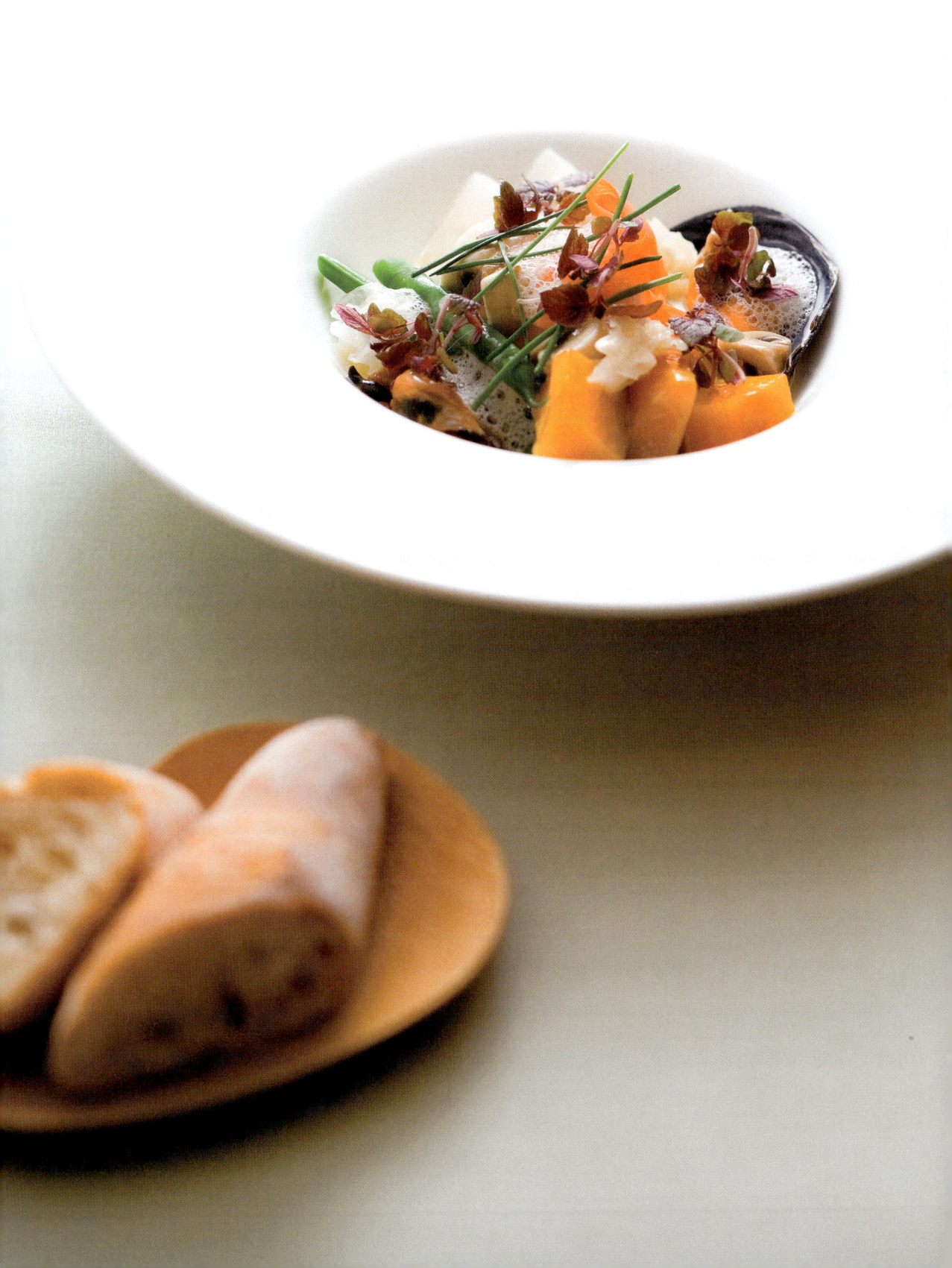

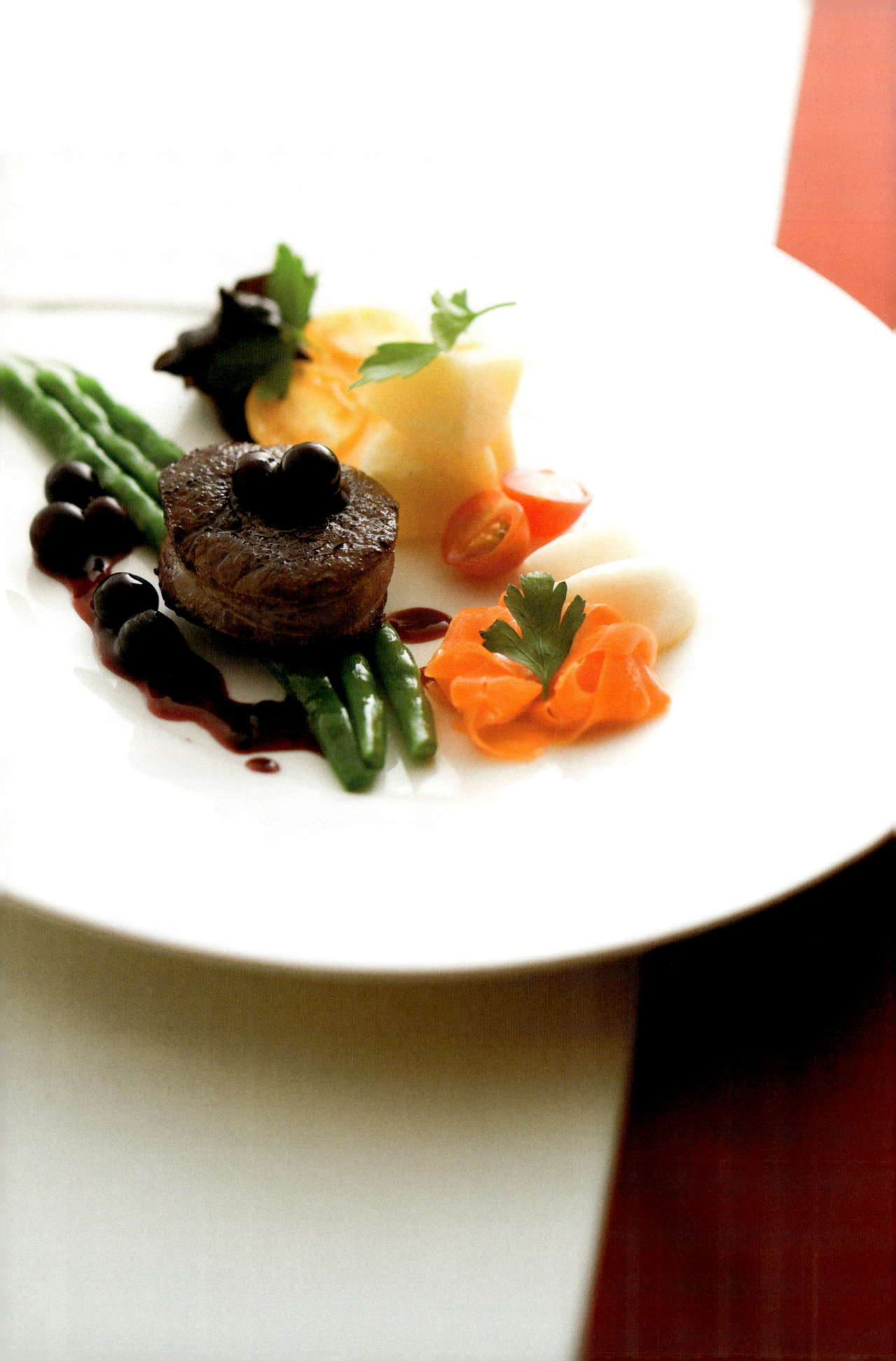

仔牛肉のステーキ ブルーベリーソース

やわらかくてジューシーな仔牛肉には
フルーティーなソースがよく合います
「乳飲み仔牛肉」なら、さらに低カロリーに

材料（2人分）

仔牛リブロース肉　140g
塩・こしょう　各少々
オリーブオイル　8g
ソース
 赤ワイン　160cc
 フォン・ド・ボー（市販のもの）　大さじ2
 無塩バター　8g
 塩・こしょう　各少々
 ブルーベリージャム　40g
 ブルーベリー（冷凍でも可）　18g（約15粒）
付け合わせ
 ミニトマト　40g（4個）
 小かぶ　40g（1個）
 いんげん　60g（6本）
 にんじん　30g（$\frac{1}{3}$本）
 じゃがいも（メークイーン）　80g（1個）

作り方

1. 準備をする／小かぶ、じゃがいもはひと口大に切り、塩茹でし、水気を切る。にんじんはスライサー（または皮むき器）でリボン状の薄切りにし、いんげんとともに塩茹でし、冷水に取り、水気を切る。ミニトマトは半分に切る。
2. ソースを作る／鍋に赤ワインを入れて、$\frac{1}{2}$の量になるまで煮詰める。フォン・ド・ボーを加えて沸かし、火から外してバターを加えて溶かし混ぜ、塩・こしょうで味を調える。
3. 仔牛肉を焼く／熱したフライパンにオリーブオイルをひき、塩・こしょうした仔牛肉を強火で両面焼き、表面に焼き色がついたら取り出す。フライパンは洗わず、そのままにしておく。
4. ソースを仕上げる／③のフライパンに水（大さじ1）を入れて木べらでこそぎ、②の鍋に加えて火にかけ、ブルーベリージャムとブルーベリーを加え、中火でひと沸かしさせる。
5. 盛り付ける／皿に①と③を盛り、④をかける。

Chef's lessons

フランス料理のレシピでよく登場するフォン・ド・ボー。これは、仔牛の肉や骨と香味野菜を長時間煮込んでとっただし汁のことです。一から作るには、手間も、時間もかかるので、ご家庭では、市販の缶詰などを利用するといいですよ。

エネルギー	炭水化物	たんぱく質	脂質
226.8kcal	82.4kcal	72.4kcal	72.0kcal

〔おいしいColumn〕

4：3：3に適した食材とは？
（炭水化物）（たんぱく質）（脂質）

　炭水化物というと、白米やパンなどの穀物類を連想しますが、ゾーンの場合、野菜や果物から炭水化物をとるのが理想です。なかでも、ごぼうやふきといった繊維質の多く含まれているものが、より適しています。また、健康的な土壌で育まれた減農薬・有機栽培のものなら、栄養豊富で野菜本来の味に出合えるはずです。

　たんぱく質は、できるだけ少量で必要なだけのエネルギーを補えるものがベスト。たとえば、鶏の胸肉や魚肉をはじめ、脂身のない豚肉・羊肉、えびや貝類などをメイン食材として選ぶといいでしょう。脂肪の少ない植物性たんぱく質としては、豆腐や納豆といった大豆食品もお勧めです。

　脂質＝肥満ではないものの、卵黄やレバーなどの内臓、脂身の多い肉には、コレステロールを増加させる類の脂肪酸が多く含まれており、過度の摂取は体によくありません。気をつけましょう。また、調理に油を使うときは、悪玉コレステロールだけを下げるオレイン酸が主成分であるという観点からも、オリーブオイルがもっとも適しているのです。

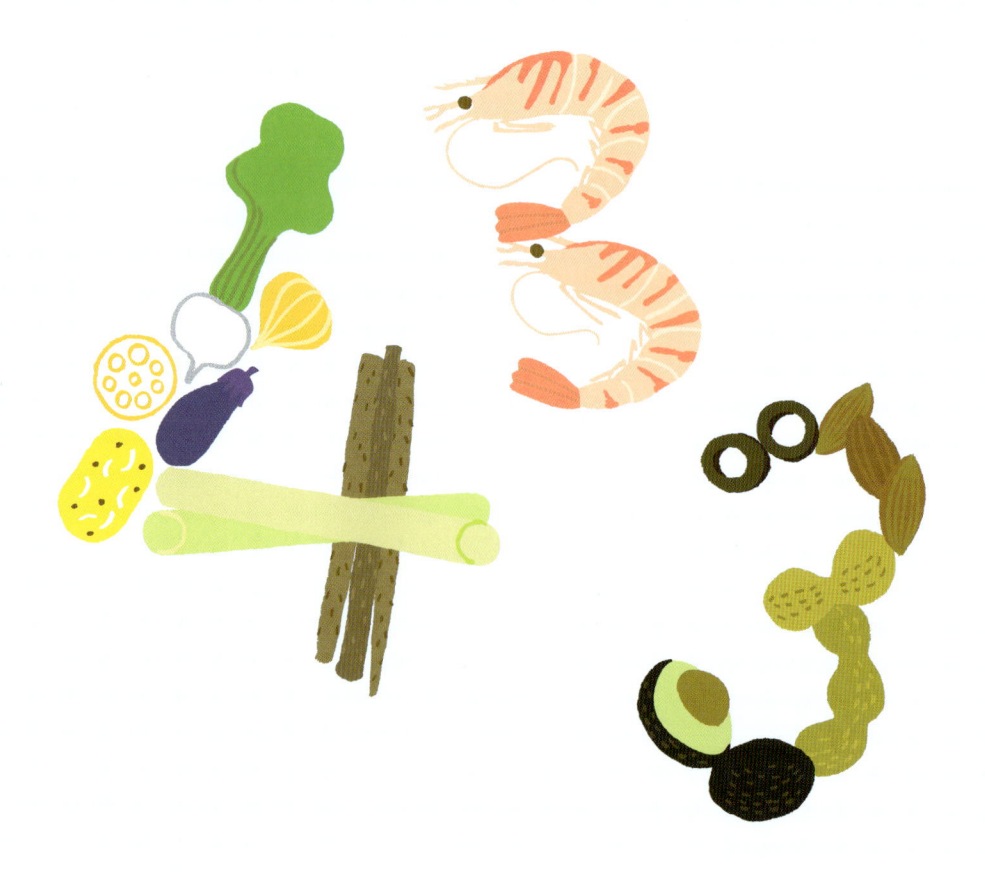

Part 2

休みの日は贅沢に、ひと手間かける

ダイエット中の食事は味気のないものになりがちです。
そんなときは、いつもより少しだけ贅沢な素材を使って
しっかりと食べ応えのある料理を作りましょう。
目でもおいしさを実感できるよう、華やかに仕上げることもお忘れなく。

ひじき入り五穀ごはんのリゾット ウーロンの香り

濃厚なパルメザンチーズの風味と
あっさりとしたウーロン茶で
栄養豊富な雑穀米をアルデンテに炊き上げます

材料（2人分）

玉ねぎ　60g（½個）
にんじん　40g（⅓本）
ひじき（乾）　10g
豚もも肉　140g
にんにく（みじん切り）　16g
塩・こしょう　各少々
オリーブオイル　小さじ1
五穀米　80g
玄米　120g
ブイヨン（洋風だし）　90cc
ウーロン茶　240cc
パルメザンチーズ　小さじ1
〔A〕
　牛乳（低脂肪）　150cc
　しょうゆ　小さじ1
　塩・こしょう　各少々
アンディーブ　30g（3枚）
ウーロン茶葉（粉末にしたもの）　少々

作り方

1. 準備をする／玉ねぎはみじん切り、にんじんは5mmの角切りにする。ひじきは水でもどし、水気を切る。豚もも肉は細かく切る。
2. 野菜を炒める／鍋にオリーブオイルとにんにくを入れ、香りが立ったら①を加え、塩・こしょうを振り、弱火でしんなりとなるまで炒める。
3. リゾットを作る／②にブイヨンとウーロン茶を注ぎ、強火でひと沸かししたら、五穀米と玄米を4回に分けて、木べらでかきまわしながら入れる。水分がひたひたになってきたら〔A〕を加え、中火にして再び沸かし、おろしたパルメザンチーズを加えたら、よく混ぜて火を止める。
4. 盛り付ける／皿に③を盛り、アンディーブを飾り、粉末にしたウーロン茶葉を振りかける。

Chef's lessons

健康や美容にいい食材として注目されている雑穀米。なかでも、米・麦・豆・あわ・きびなど5種の穀物がブレンドされている五穀米は栄養バランスもよく、雑穀初心者にはお勧め。繊維質が多いのでデトックス効果も期待できます。また、十分な歯応えがあり、よく噛むことで脳の活性化にもなります。

エネルギー	炭水化物	たんぱく質	脂質
371.2kcal	154.8kcal	112.0kcal	104.4kcal

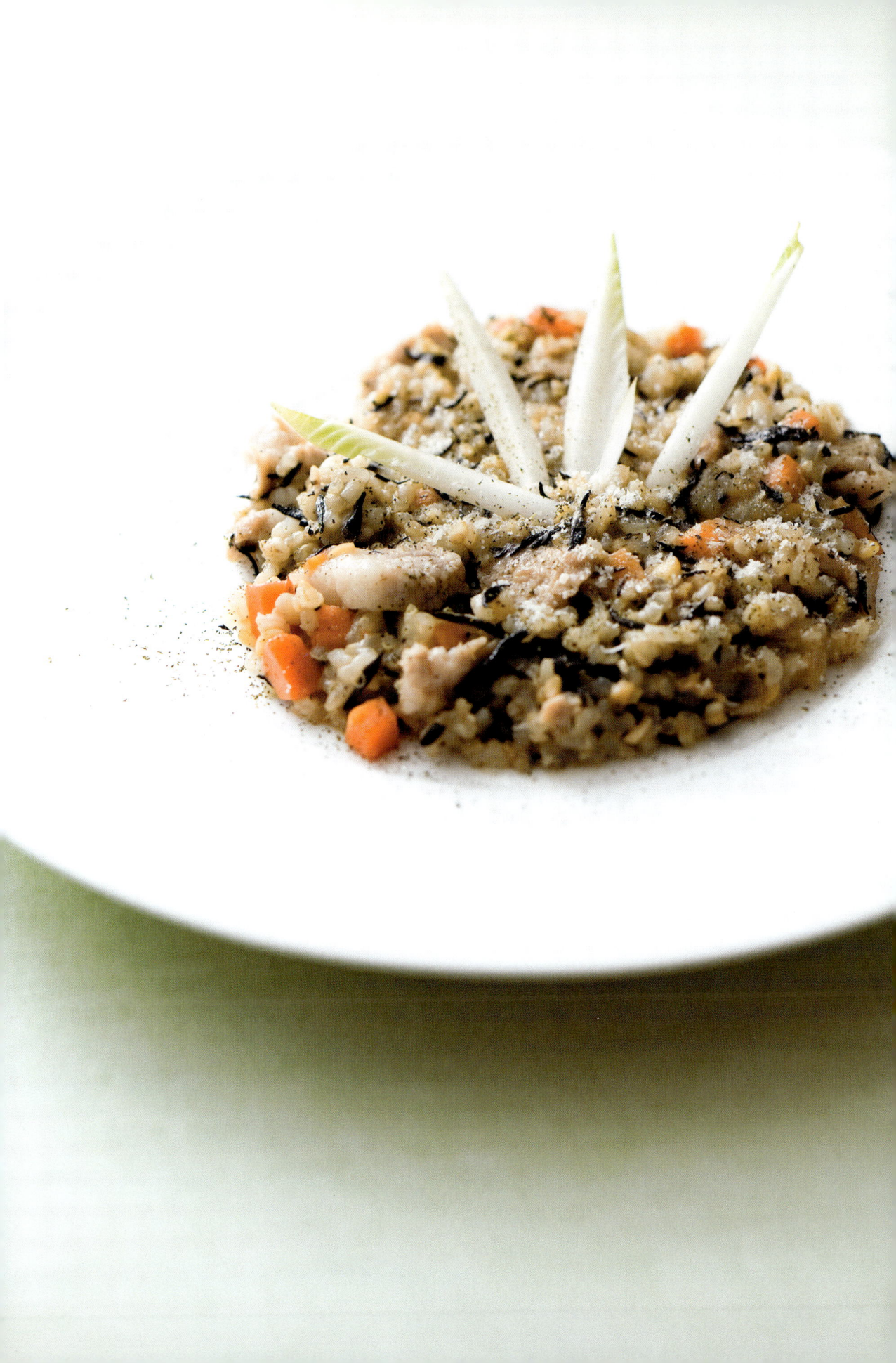

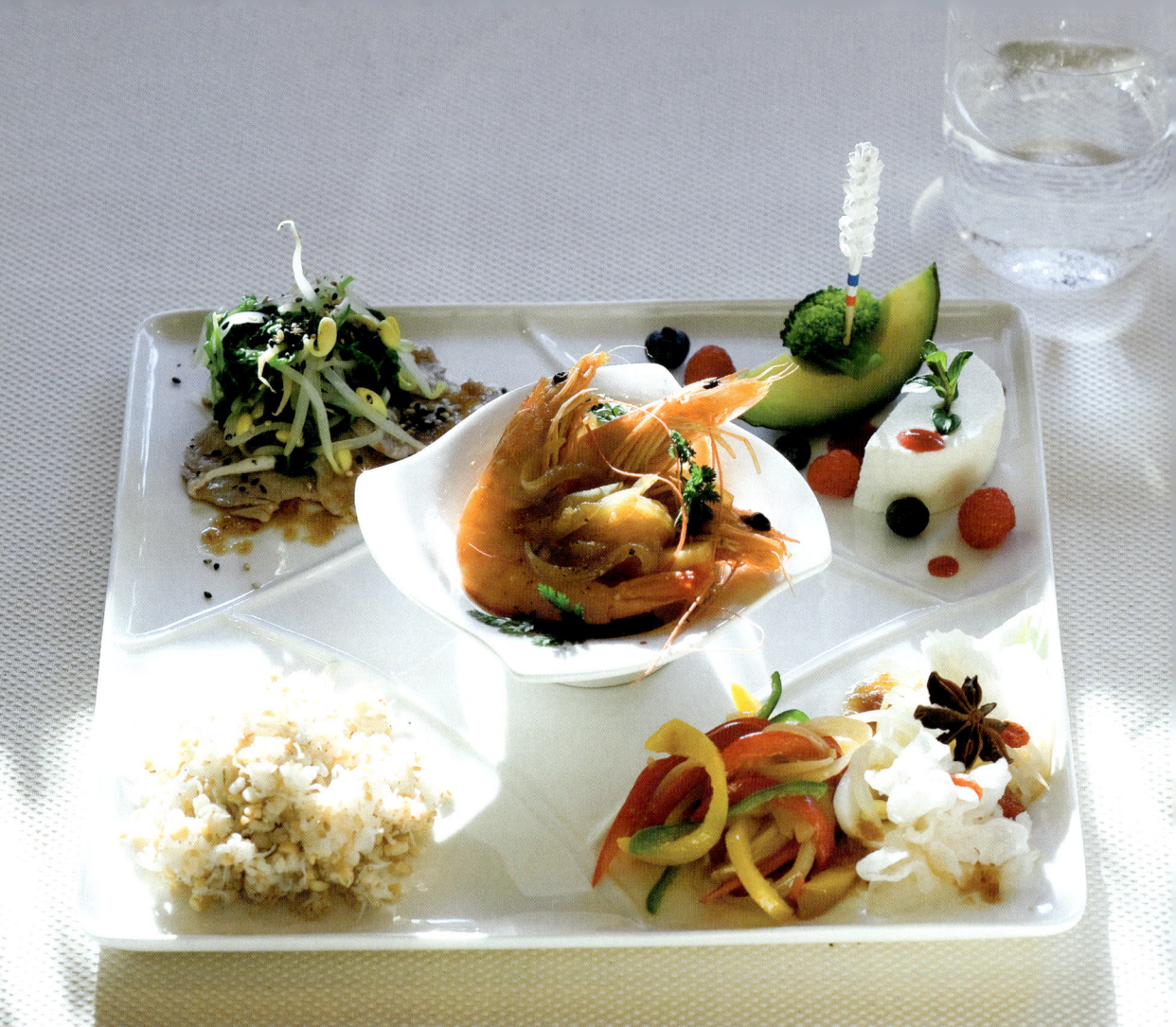

中国風ワンプレート

中国風に仕上げるポイントは調味料
市販のドレッシングを上手に利用して
手軽に味のバリエーションを増やします

材料（2人分）

しらすごはん
- 五穀米ごはん　160g
- 玄米ごはん　120g
- しらす干し（半乾燥）　10g

豚のしゃぶしゃぶ仕立て
- 豚ひれ薄切り肉　140g
- もやし　80g
- つまみ菜　20g
- ごま（黒・白）　少々
- ごまドレッシング（市販のもの）＊1　40cc

3色チンジャオロース
- パプリカ（赤・黄）　各20g（¼個）
- ピーマン　30g（1個）
- 玉ねぎ　80g（½個）
- オリーブオイル　少々
- 〔A〕
  - しょうゆ　小さじ2
  - 甘味噌　20g

八角風味の薬膳サラダ
- きくらげ（白）　120g
- クコの実　20g
- もやし　40g
- アンディーブ　20g（2枚）
- 〔B〕
  - しょうゆドレッシング（市販のもの）＊1　20cc
  - 八角（粉末）　少々

えびのスパイシー炒め
- えび　140g
- 塩・こしょう・片栗粉　各少々
- オリーブオイル　小さじ2
- 〔C〕
  - たけのこ（水煮）　40g
  - 玉ねぎ　20g（⅛個）
- 〔D〕
  - しょうゆドレッシング（市販のもの）＊1　20cc
  - ブイヨン（洋風だし）　100cc
  - 七味唐辛子　少々

ヨーグルトムース
- ヨーグルトムース（市販のもの）＊2　160g
- フランボワーズ　10g（6～8粒）
- ブルーベリー　12g（8～10粒）
- アボカド　30g（¼個）
- ブロッコリー　16g（1片）

作り方

1. しらすごはん／炊いた五穀米と玄米を合わせ、しらすを混ぜ込む。

2. 豚のしゃぶしゃぶ仕立て／豚ひれ肉は30秒ほど茹でて、ざるにあげる。肉の熱いうちに、塩茹でしたもやし、つまみ菜を合わせドレッシングで和える。ごまを振る。

3. 3色チンジャオロース／フライパンにオリーブオイルをひき、スライスした野菜を炒め、〔A〕を加え、強火で炒める。

4. 八角風味の薬膳サラダ／もやしは軽く茹でて冷ます。水でもどしたきくらげとクコの実ともやしを合わせ、〔B〕で和える。アンディーブの上に盛る。

5. えびのスパイシー炒め／えびは軽く塩・こしょうをし、薄く片栗粉をまぶす。鍋にオリーブオイルを入れ、ひと口大に切った〔C〕を炒める。〔D〕を加え、ひと沸かしさせたら、えびを入れる。

6. ヨーグルトムース／市販のヨーグルトムースにベリー系のフルーツを添える。アボカドは皮付きのまま⅙にカットし、茹でたブロッコリーとともに添える。

＊1　ドレッシングは、すべてノンオイルのものを使用。
＊2　ヨーグルトムースは糖分控えめのものを選ぶ。ただし、なければ無糖のヨーグルトで代用可。

エネルギー	炭水化物	たんぱく質	脂質
742.8kcal	283.2kcal	225.6kcal	234.0kcal

鴨肉とひよこ豆のミートスパゲティ

風味と歯応えが違う全粒粉パスタ
ホクホクのひよこ豆を合わせて
ソースのボリュームをおいしくアップ

材料（2人分）

- スパゲティ（乾・全粒粉）　80g
- 鴨ひき肉　180g
- ひよこ豆（水煮）　80g
- 玉ねぎ　50g（1/3個）
- にんじん　30g（1/3本）
- にんにく（みじん切り）　大さじ1
- オリーブオイル　大さじ1
- 塩・こしょう　各少々
- ホールトマト（缶詰）　600cc
- 赤ワイン　100cc
- タイム　少々
- ローリエ　少々
- ウスターソース　小さじ1
- 付け合わせ
  - 小かぶ　40g（1個）
  - ブロッコリー　80g（5片）

作り方

1. **準備をする**／玉ねぎ、にんじんはみじん切りにする。小かぶは6つ切り、ブロッコリーはひと口大に切り分け、それぞれ塩茹でにし、水気を切る。
2. **材料を炒める**／鍋にオリーブオイルとにんにくを入れ、香りが立ったら玉ねぎとにんじんを加え、塩を振り、弱火でしんなりするまで炒める。鴨ひき肉を加え、中火でポロポロになるまで炒め、塩・こしょうで味を調える。
3. **ミートソースを作る**／②にホールトマトと赤ワインを加え、鍋底を木べらでかき混ぜながら弱火で軽く煮込む。酸味が抜けたら、ひよこ豆、タイム、ローリエを加え、豆がやわらかくなるまで煮る。仕上げにウスターソースを加える。
4. **盛り付ける**／アルデンテに茹でたスパゲティを皿によそい、③をかける。付け合わせの野菜を添える。

Chef's lessons

乾燥のひよこ豆は、たっぷりの水に漬けてひと晩かけてもどします。それを沸騰した湯に入れ、中火でアクを取りながら30分〜1時間煮ると、市販されている「水煮」のものと同じ状態になり、様々な料理に活用しやすくなります。代謝を助け、食物の糖質をエネルギーに変えるビタミンB_1を豊富に含むひよこ豆は、体脂肪が気になる方にうってつけの食材です。

エネルギー	炭水化物	たんぱく質	脂質
448.8kcal	182.0kcal	144.4kcal	122.4kcal

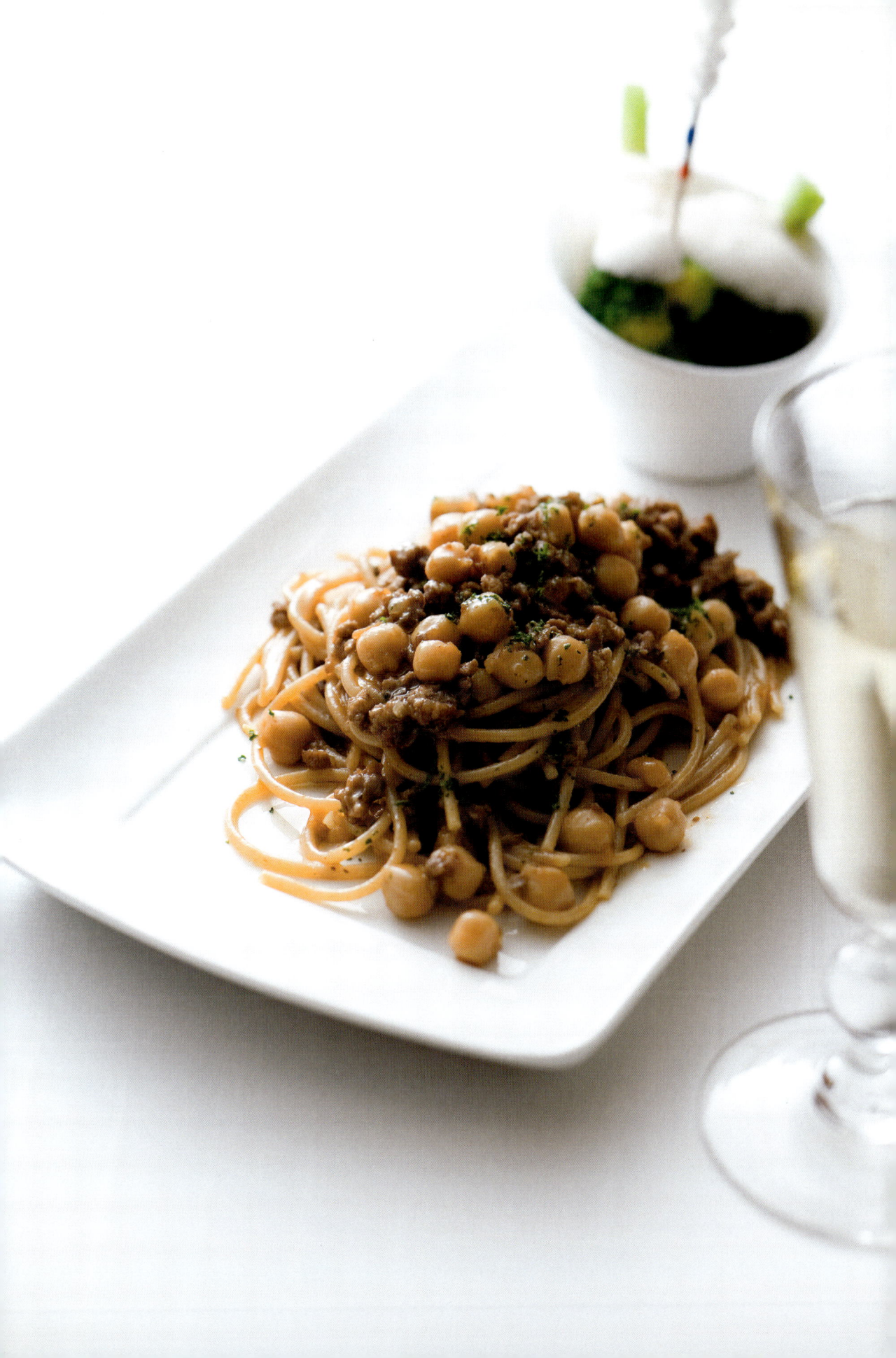

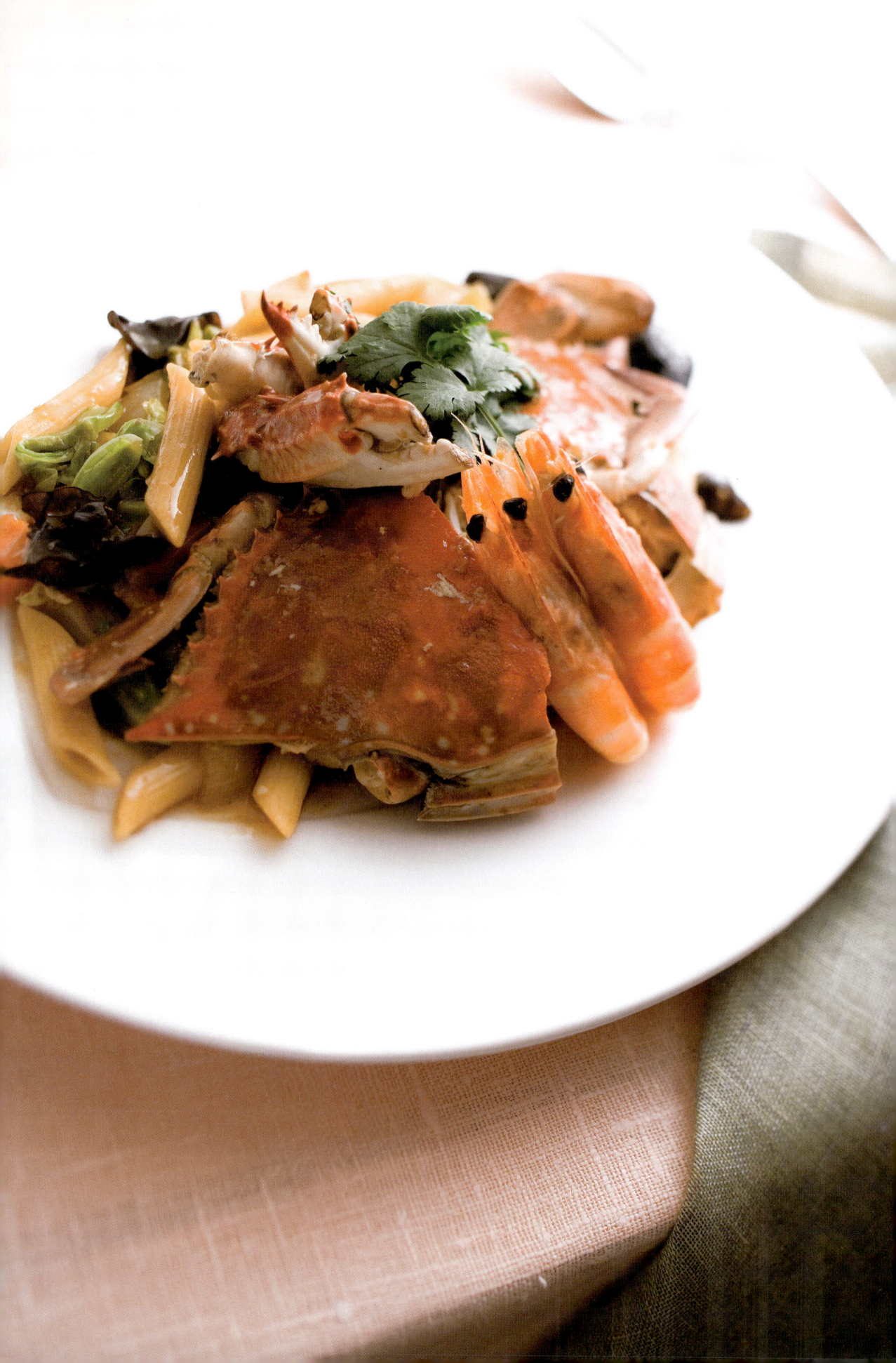

渡りがにのペンネ 回鍋肉(ホイコーロー)スタイル

渡りがには大きめのぶつ切りに
溶け出した濃厚なかにみそが
回鍋肉のソースに絶品の旨みをプラス

材料（2人分）

ペンネ（乾）　90g
渡りがに　320g（小2ハイ）
にんにく（みじん切り）　小さじ2
オリーブオイル　大さじ1
えび　120g
キャベツ　150g（葉5枚）
にんじん　60g（1/2本）
玉ねぎ　120g（小1個）
たけのこ（水煮）　90g（1/3本）
きくらげ（乾）　6g
回鍋肉の素（市販のもの）　60g
しょうゆ　小さじ2
塩・こしょう　各少々
黒こしょう　少々
パクチー　少々

作り方

1. 準備をする／きくらげは水でもどし、食べやすい大きさに切っておく。にんじん、玉ねぎ、たけのこは薄切り、キャベツは食べやすい大きさに切る。渡りがには下処理をして、適当な大きさに切る。
2. 具材を炒める／フライパンにオリーブオイルとにんにくを入れ、香りが立ったら、渡りがにを入れ、中火で炒め、赤く色付いたら水（40cc）を加える。
3. 具材を加えて蒸す／②がひと沸きしたら、えび、①を加えて炒め、蓋をして蒸す。火が入ったら回鍋肉の素としょうゆを加え、塩・こしょうで味を調える。
4. 仕上げる／アルデンテに茹で上げたペンネを③に入れ、中火で炒めながら、手早く和える。皿に盛り付け、黒こしょうを振り、パクチーを添える。

Chef's lessons

渡りがには、足や爪をはずし、甲羅を下にしておき、胴の「ふんどし」などと呼ばれる三角形の部分をはがして半割にします。中にある肺臓（ガニ）を取り除けば下処理は終了です。かにを捌(さば)いたことがない方には、鍋用として売られている下処理済みのものが便利です。

エネルギー	炭水化物	たんぱく質	脂質
463.4kcal	194.4kcal	126.8kcal	142.2kcal

Part2　休みの日は贅沢に、ひと手間かける

押し麦と鴨肉の洋風茶漬け

押し麦を加えて量感を出しました
熱々のウーロン茶をかけて
鴨肉の旨みごとサラサラッと味わいます

材料（2人分）

押し麦　80g
五穀米ごはん　120g
鴨胸肉　200g
塩・こしょう　各少々
オリーブオイル　小さじ2
ウーロン茶　720cc
クコの実　10g
黒ごま　小さじ2
塩もしくは
　お茶漬けの素（市販のもの）　少々

作り方

1. 押し麦を茹でる／鍋に押し麦と2倍量の水を入れ、火にかける。途中でさし水をしながら、中火で約15分炊き上げる。炊いた五穀米と混ぜ合わせる。
2. 鴨肉を焼く／フライパンにオリーブオイルをひき、塩・こしょうした鴨肉を皮目から焼き、表面に焼き色がついたら取り出し、200℃のオーブンで約5分焼く。冷めたら3mm厚さに切る。
3. 盛り付ける／皿に①をよそい、②をのせ、水でもどしたクコの実を散らし、黒ごまを振る。温めたウーロン茶を注ぎ、好みで、塩もしくはお茶漬けの素をかけていただく。

Chef's lessons

ウーロン茶というのは俗称で、正式には青茶（チンチャ）といいます。種類によって発酵度が違います。ポリフェノールが含まれており、血液中の中性脂肪を減少させる効果が期待できるだけでなく、デトックス効果もあるとされています。ゾーンレシピでは、しばしば登場する食材のひとつです。

エネルギー	炭水化物	たんぱく質	脂質
436.5kcal	170.4kcal	135.6kcal	130.5kcal

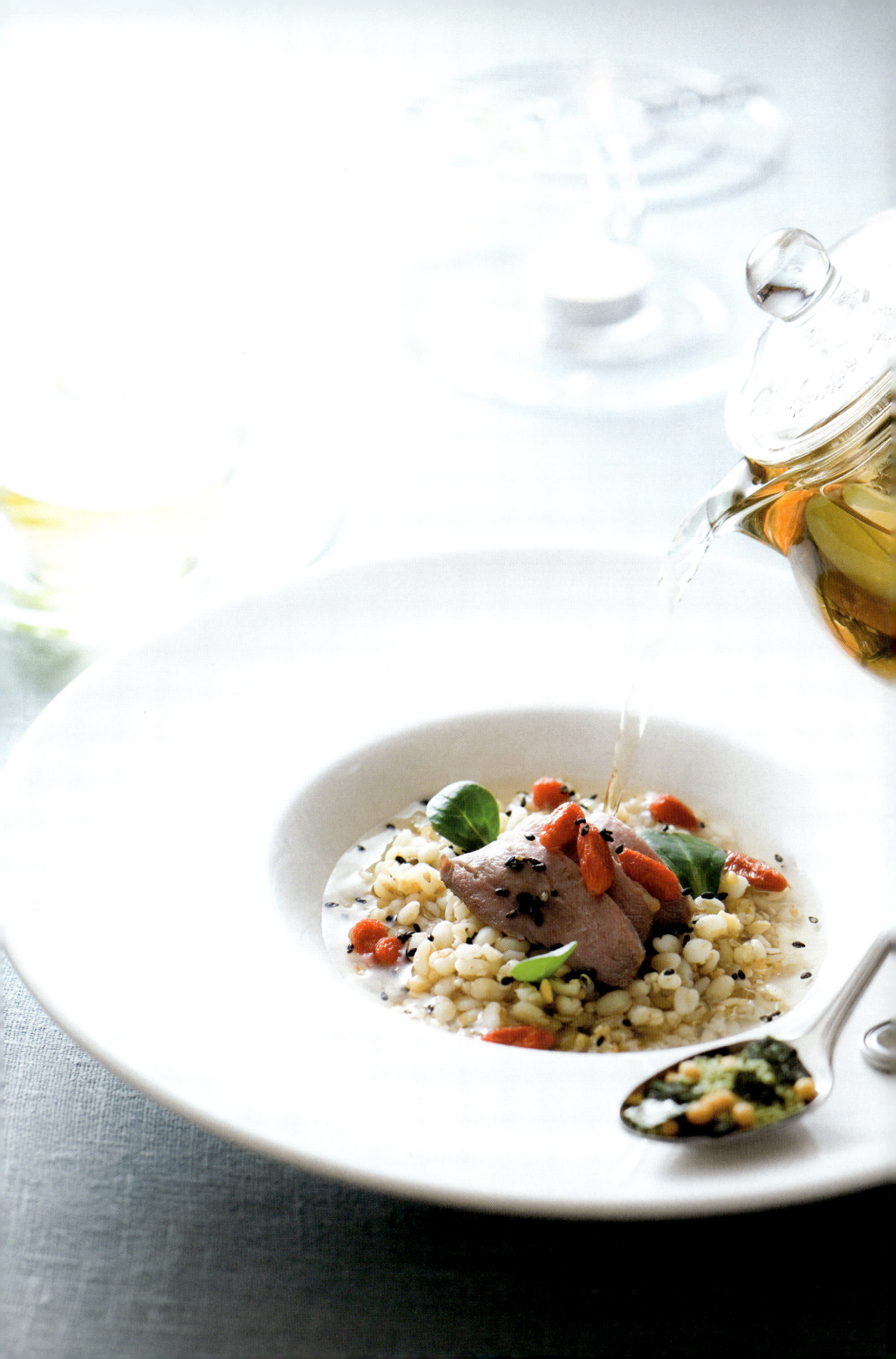

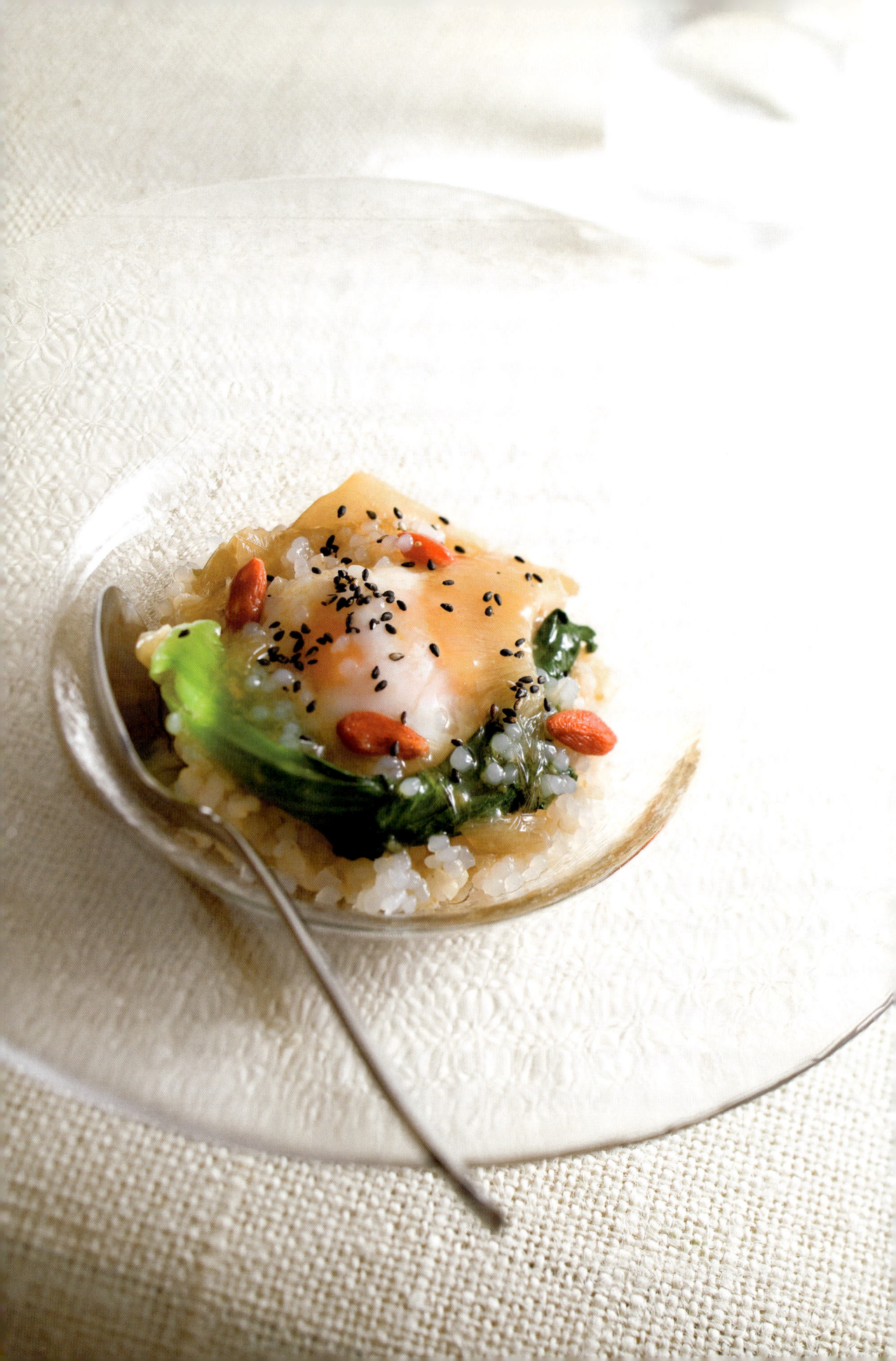

ふかひれ玄米どんぶり ゆず風味

こんにゃく入りの玄米ごはんに
コラーゲンたっぷりのふかひれをのせました
豪華な食材をゆずの風味でさっぱりと

材料（2人分）

玄米ごはん　180g
粒こんにゃく　160g
ミニチンゲン菜 ＊1　60g（1株）
温泉たまご　100g（2個）
ふかひれあん
　ふかひれ（水煮）　40g
　ブイヨン（洋風だし）　360cc
　しょうゆ　小さじ2
　しょうが（みじん切り）　小さじ2
　コーンスターチ　小さじ2
　ごま油　少々
クコの実　12g
黒ごま　少々
ゆず塩（市販のもの）　少々

作り方

1. 準備をする／ミニチンゲン菜は塩茹でし、冷水に取り、水気を切る。
2. ふかひれあんを作る／ブイヨンを鍋に入れ、ひと沸かししたら弱火にし、しょうゆ、しょうが、ふかひれを入れる。ふかひれが温まったら、少量の水で溶いたコーンスターチを加え、とろみがついたら、ごま油を加えて火を止める。
3. 盛り付ける／皿に粒こんにゃく入りの玄米ごはんをよそい、①と温泉たまごをのせ、②をかける。水でもどしたクコの実を散らし、黒ごまとゆず塩を振りかける。

＊1　ミニチンゲン菜は草丈10〜15cmと小さく、まるごと使えるのでレストランなどで重宝されている。なければ、普通のチンゲン菜を適当な大きさに切ったもので代用可能。

Chef's lessons

粒こんにゃくは、小さな粒状に加工してあるこんにゃくのことをいいます。味にくせがないので、米や玄米と一緒に炊くことで、ごはんの分量を抑えられ、カロリーを調整したいときに大いに活用できます。沸騰したお湯で温め、よく水気を切ってからごはんに混ぜてください。

エネルギー	炭水化物	たんぱく質	脂質
356.8kcal	148.0kcal	115.2kcal	93.6kcal

Part 2　休みの日は贅沢に、ひと手間かける

材料（2人分）

鶏胸肉の豆乳クリーム仕立て
- 鶏胸肉　140g
- そら豆　24g（4個）
- いんげん　16g（3～4本）
- 塩・こしょう　各少々
- 〔A〕
  - ブイヨン（洋風だし）　大さじ2
  - 豆乳　260cc
  - 生クリーム（植物性）　小さじ2

白身魚のカルパッチョ
- すずき（刺し身用）　60g
- 塩・こしょう　各少々
- 練りわさび　小さじ1
- わかめ（乾）　20g
- ドレッシング（市販のもの）＊1　20cc
- ミニトマト　40g（4個）
- ディル　少々

ブロッコリーとカリフラワーのガーリック風味
- 〔B〕
  - ブロッコリー　40g（2片）
  - カリフラワー　40g（2片）
- 白ワイン　20cc
- にんにく　6g（½片）
- 塩・こしょう　各少々

野菜のきしめん風サラダ
- 〔C〕
  - きゅうり　30g（⅓本）
  - にんじん　20g（⅕本）
  - 大根　20g（2cm）
- ドレッシング（市販のもの）＊1　16cc
- 白ごま　少々

パン
- バケット　120g
- バター　小さじ2

作り方

1. 鶏胸肉の豆乳クリーム仕立て／鶏胸肉は皮を取り除き、塩・こしょうする。鍋に〔A〕を入れて火にかけ、ひと沸きしたら、鶏肉を入れ、中火で4分ほど煮る。塩茹でにしたそら豆といんげんを合わせ、塩・こしょうで味を調える。

2. 白身魚のカルパッチョ／すずきは薄切りにし、塩・こしょうを振り、練りわさびを塗る。冷蔵庫で5分ほど冷やす。水でもどしたわかめはドレッシングで和える。半分に切ったミニトマトとともに盛り付け、ディルを飾る。

3. ブロッコリーとカリフラワーのガーリック風味／鍋に、小さく切って下茹でしておいた〔B〕、白ワイン、にんにくを入れ、中火で3分ほど火を通す。塩・こしょうで味を調える。

4. 野菜のきしめん風サラダ／〔C〕はそれぞれスライサー（または皮むき器）でリボン状の薄切りにする。ドレッシングで合わせ、白ごまを振る。

5. パン／軽くトーストしたバケットとともにいただく。バターはお好みで。

＊1　ドレッシングは、すべてノンオイルのものを使用。

エネルギー	炭水化物	たんぱく質	脂質
474.2kcal	182.8kcal	152.8kcal	138.6kcal

カフェランチ風ワンプレート

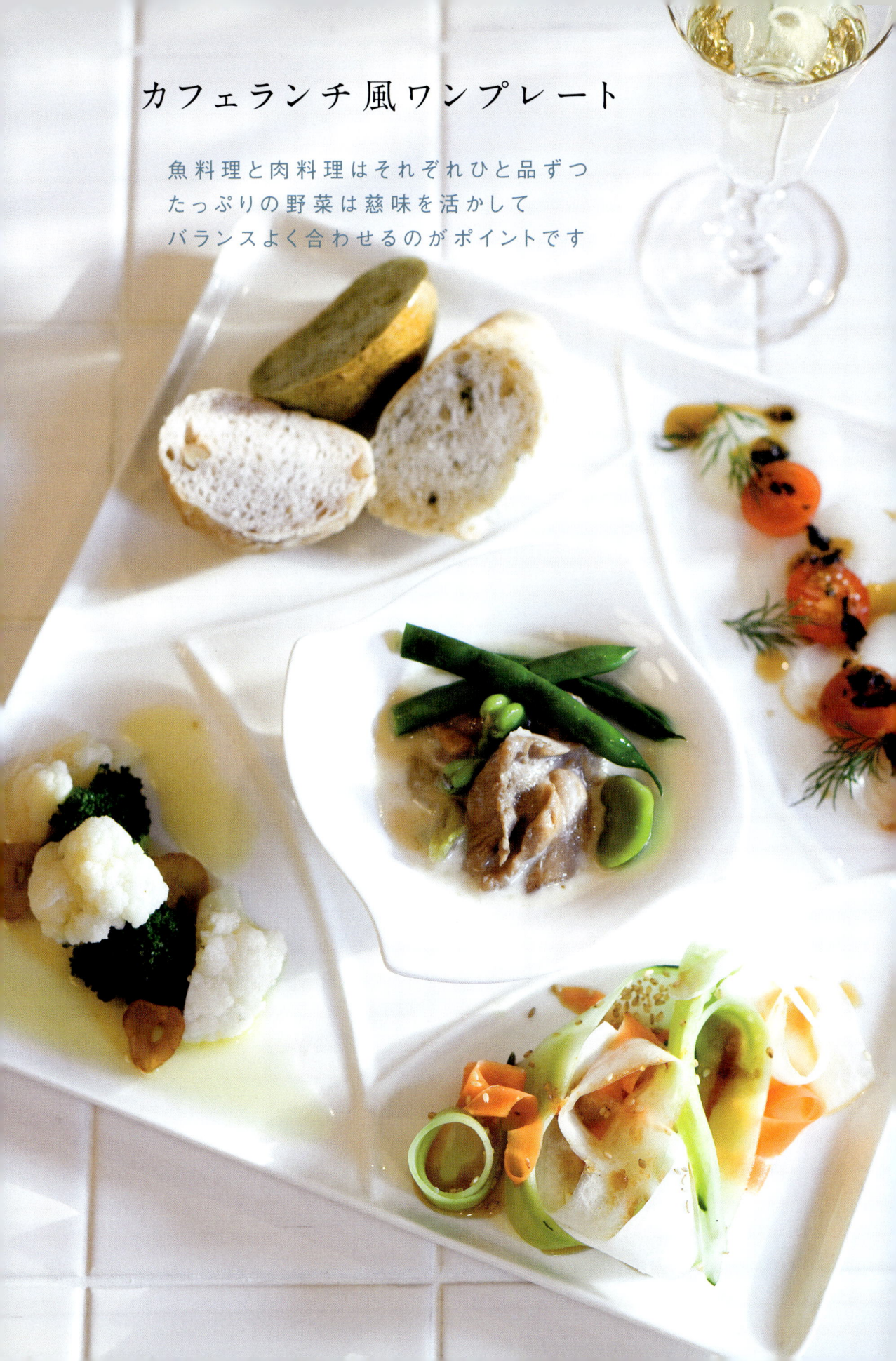

魚料理と肉料理はそれぞれひと品ずつ
たっぷりの野菜は滋味を活かして
バランスよく合わせるのがポイントです

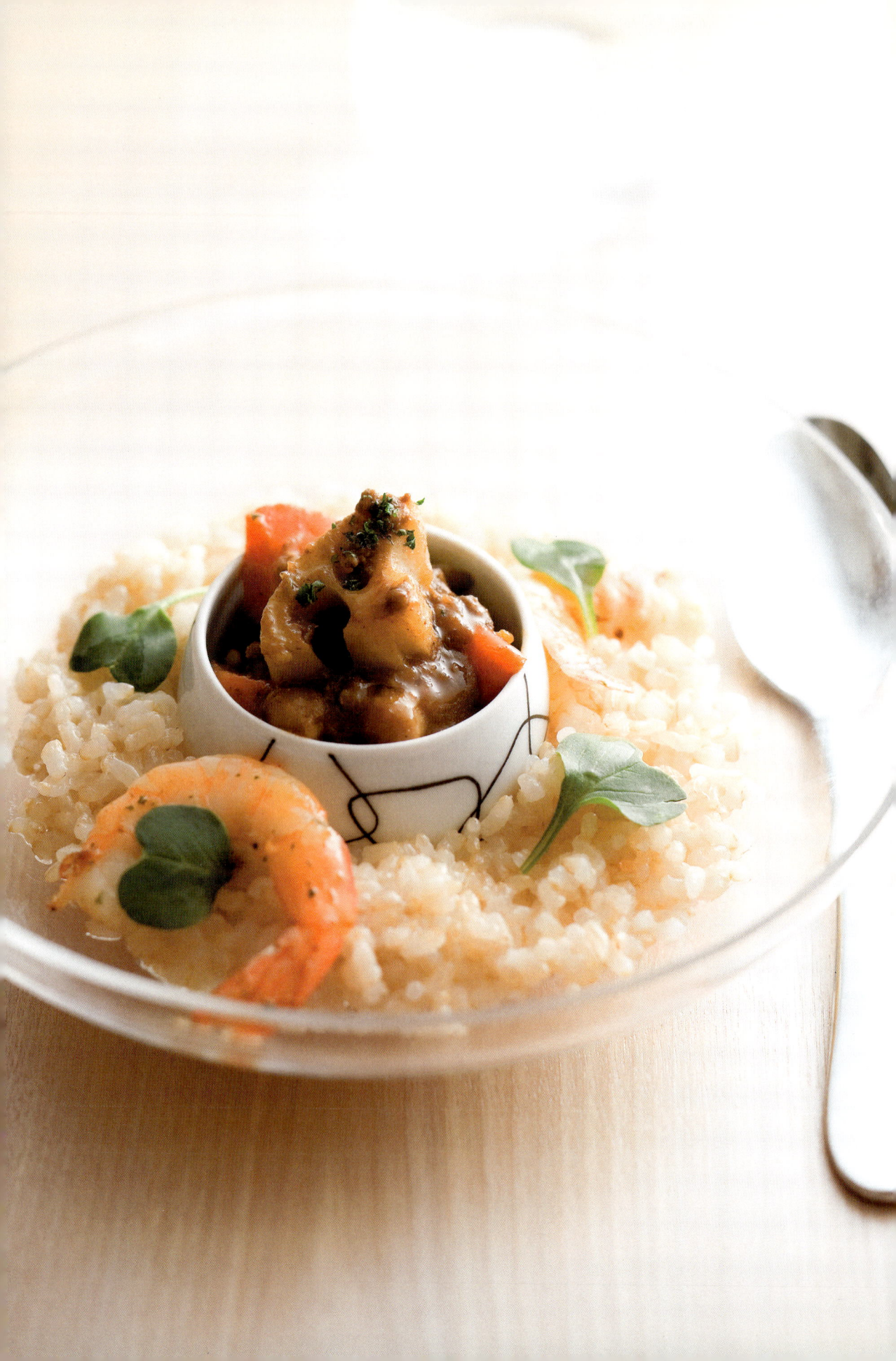

根菜類の玄米カレー

根菜は歯応えを残して茹でるのが秘訣
新陳代謝を高めてくれる辛さは
スパイスにこだわって仕上げます

材料（2人分）

玄米ごはん　180g
粒こんにゃく *1　80g
えび　320g
〔A〕
　ごぼう　60g（1/2本）
　れんこん　60g（1/3個）
　にんじん　50g（1/2本）
　玉ねぎ　80g（1/2個）
　セロリ　60g（2/3本）
〔B〕
　玉ねぎ（みじん切り）　80g（1/2個）
　しょうが（みじん切り）　大さじ2
　にんにく（みじん切り）　小さじ2
オリーブオイル　大さじ1
塩　少々
スパイス *2
　カレー粉　大さじ1
　ガラムマサラ　大さじ1
　カレールー（市販のもの）　40g
塩・こしょう　各少々
ブイヨン　400cc
トマト　200g（2個）

作り方

1. 具材の準備をする／えびは塩茹でし、水気を切る。〔A〕の野菜は食べやすい大きさに切り、歯応えが残る程度に茹でる。
2. ルーの準備をする／鍋にオリーブオイルをひき、〔B〕を入れて塩を振り、しんなりするまで炒める。
3. ルーに味を付ける／②にブイヨンを注ぎ、ひと沸かししたら火を弱め、つぶしたトマト、スパイスを加え、塩・こしょうで味を調える。①の具材と合わせ、ひと煮立ちしたら火を止める。
4. 盛り付ける／皿に粒こんにゃくを混ぜた玄米ごはんをよそい、③を別の器に盛る。

*1　粒こんにゃくについては、P71のChef's lessonsを参照。
*2　スパイスについては、P122のChef's lessons〔番外編〕を参照。

エネルギー	炭水化物	たんぱく質	脂質
573.8kcal	249.2kcal	164.4kcal	160.2kcal

Part 2　休みの日は贅沢に、ひと手間かける

オレキエッテのスープパスタ

スプーンのようなショートパスタに
ブイヨンとトマトのコクのあるスープが絡んで
体にやさしいホッとする味わい

材料（2人分）

オレキエッテ（乾）　80g
ブイヨン（洋風だし）　480cc
鶏ささみひき肉　120g
トマト　100g（1個）
オリーブオイル　小さじ2
グリーンピース　16g
〔A〕
　にんじん　50g（½本）
　玉ねぎ　80g（½個）
　セロリ　50g（½本）
〔B〕
　芽キャベツ　50g（4個）
　ブロッコリー　20g（2片）
　カリフラワー　40g（4片）
塩・こしょう　各少々
パルメザンチーズ　少々

作り方

1. 準備をする／トマトはざく切りにする。〔A〕の野菜はぶつ切りにする。〔B〕の野菜はひと口大に切り、それぞれ塩茹でし、水気を切る。
2. スープを作る／鍋にオリーブオイルをひき〔A〕を炒め、しんなりしたら、ブイヨン、トマト、鶏ささみひき肉を加えて、水分が½の量になるまで煮詰める。
3. 仕上げる／②に〔B〕とグリーンピース、アルデンテに茹でたオレキエッテを加え、強火で約3分煮て、塩・こしょうで味を調える。
4. 盛り付ける／皿に③を盛り、好みでパルメザンチーズを振りかける。

Chef's lessons

オレキエッテは、イタリア半島の南端にあたるプーリア州の伝統的なパスタ。耳たぶのようにくぼんだ丸い形をしています。モチモチとした食感で、ソースがよくからむので、シンプルな料理によく使われます。日本では小さなものが多いのですが、イタリアでは2倍くらい大きなものが主流です。

エネルギー	炭水化物	たんぱく質	脂質
354.6kcal	150.8kcal	101.2kcal	102.6kcal

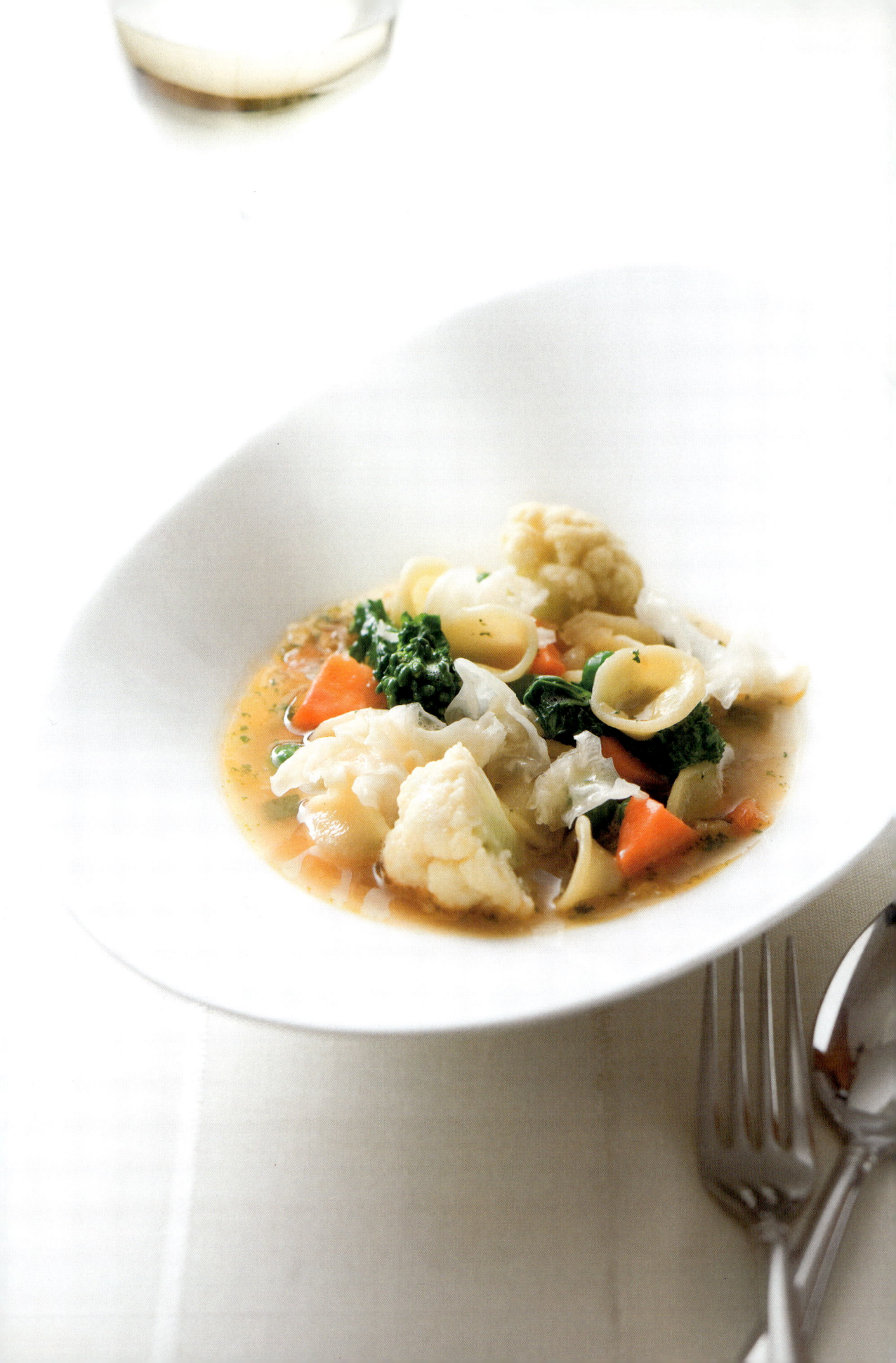

和風ワンプレート

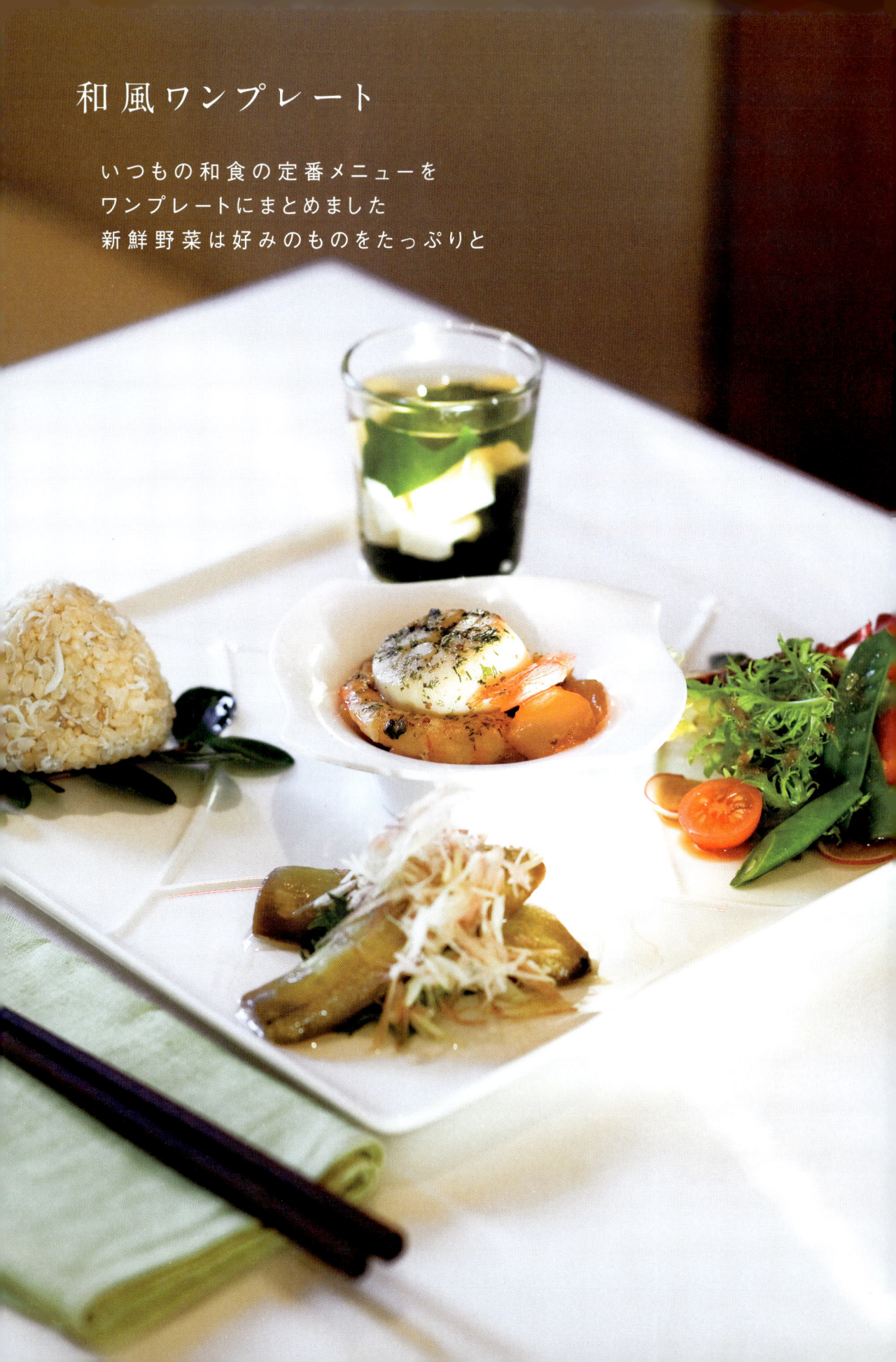

いつもの和食の定番メニューを
ワンプレートにまとめました
新鮮野菜は好みのものをたっぷりと

材料（2人分）

豆腐とわかめのお吸い物
- 絹ごし豆腐　120g
- わかめ（乾）　20g
- だし汁　400cc
- しょうゆ　小さじ2

焼きなすのマリネ
- なす　120g（2本）
- しその葉　2枚
- みょうが　12g（1個）
- 〔A〕
  - しょうゆ　小さじ2
  - ごま油　少々

新鮮野菜のサラダ
- エンダイブ　20g（4枚）
- サニーレタス　20g（葉2枚）
- トレビス　12g（葉2枚）
- ラディッシュ　20g（1個）
- スナップえんどう　20g（4個）
- いんげん　16g（4本）
- ミニトマト　20g（2個）
- 塩・こしょう　各少々
- ドレッシング（市販のもの）＊1　小さじ4

ほたてとえびの香草焼き
- ほたて　80g（2個）
- えび　120g
- 塩・こしょう　各少々
- タイム　少々
- オリーブオイル　大さじ1
- ホールトマト（缶詰）　40g
- 〔B〕
  - 玉ねぎ　40g（1/4個）
  - パプリカ（黄）　20g（1/4個）
  - ピーマン　20g（2/3個）
  - ズッキーニ　20g（1/4本）

玄米おにぎり
- 玄米ごはん　180g
- 粒こんにゃく　80g
- しらす干し（半乾燥）　少々
- 白ごま　少々

作り方

1. 豆腐とわかめのお吸い物／鍋にだし汁を入れて温め、サイの目に切った豆腐と水でもどしたわかめを入れ、最後にしょうゆを加える。

2. 焼きなすのマリネ／なすは楊枝で穴をあけたホイルで包み、200℃のオーブンで5分焼く。熱いうちに皮をむき、縦半分に切り、〔A〕をなじませる。千切りにしたみょうがとしそを添える。

3. 新鮮野菜のサラダ／スナップえんどうといんげんは塩茹でし、水気を切る。その他の野菜は適当な大きさに切る。すべてを合わせて塩・こしょうし、ドレッシングで和える。

4. ほたてとえびの香草焼き／鍋にオリーブオイルをひき、タイムを入れて香りを出す。ほたてとえびを入れ、塩・こしょうして手早く焼き上げ、ホイルで包んで保温する。同じ鍋に、ひと口大に切った〔B〕とホールトマトを入れ中火で3分煮る。ほたてとえびを戻し入れ、軽く合わせる。

5. 玄米おにぎり／粒こんにゃく入りの玄米ごはんに、しらす干しと白ごまを混ぜておにぎりにする。

＊1　ドレッシングは、すべてノンオイルのものを使用。

エネルギー	炭水化物	たんぱく質	脂質
419.7kcal	177.6kcal	122.4kcal	119.7kcal

オマールえびと白いんげん豆のラグー セロリ風味

ホロッと煮くずれた白いんげん豆と
ふんだんに盛り込んだ魚介が好相性
セロリの爽やかな風味が広がります

材料（2人分）

オマールえび ＊1　160g
ムール貝　40g（4個）
白ワイン　150cc
塩・こしょう　各少々
ラグー
　ブイヨン（洋風だし）　80cc
　白いんげん豆（水煮）　80g
　ベーコン　20g
　ローズマリー　少々
　オリーブオイル　小さじ2
　塩・こしょう　各少々
セロリスプラウト ＊2　20g
玄米ごはん　120g

作り方

1. 準備をする／ベーコンは1cm幅に切る。ムール貝はたわしやナイフで殻をこすり洗いし、ひもを取り除く。オマールえびは殻付きのままふたつに割り、背わたを取り、塩・こしょうする。
2. 魚介を蒸し煮にする／オマールえびとムール貝を鍋に入れ、白ワインを加え、蓋をして蒸し煮にし、火が通ったら取り出す。
3. ラグーを作る／鍋にオリーブオイルをひき、中火でベーコンを炒め、香りが立ってきたらブイヨンを注ぐ。ローズマリーと塩・こしょうを入れ、白いんげん豆を加え、やわらかくなるまで煮込む。
4. ラグーを仕上げる／②の鍋に残った煮汁をこし、③に加え、軽く温める。
5. 盛り付ける／皿に④をよそい、オマールえびとムール貝を盛り、セロリスプラウトを散らす。玄米ごはんのおにぎりを添える。

＊1　オマールえびは、車えびやブラックタイガーなどで代用しても構わない。
＊2　セロリスプラウトがないときは、セロリの葉をみじん切りにするか、茎をスライスして加えてもOK。

エネルギー	炭水化物	たんぱく質	脂質
311.5kcal	121.6kcal	104.4kcal	85.5kcal

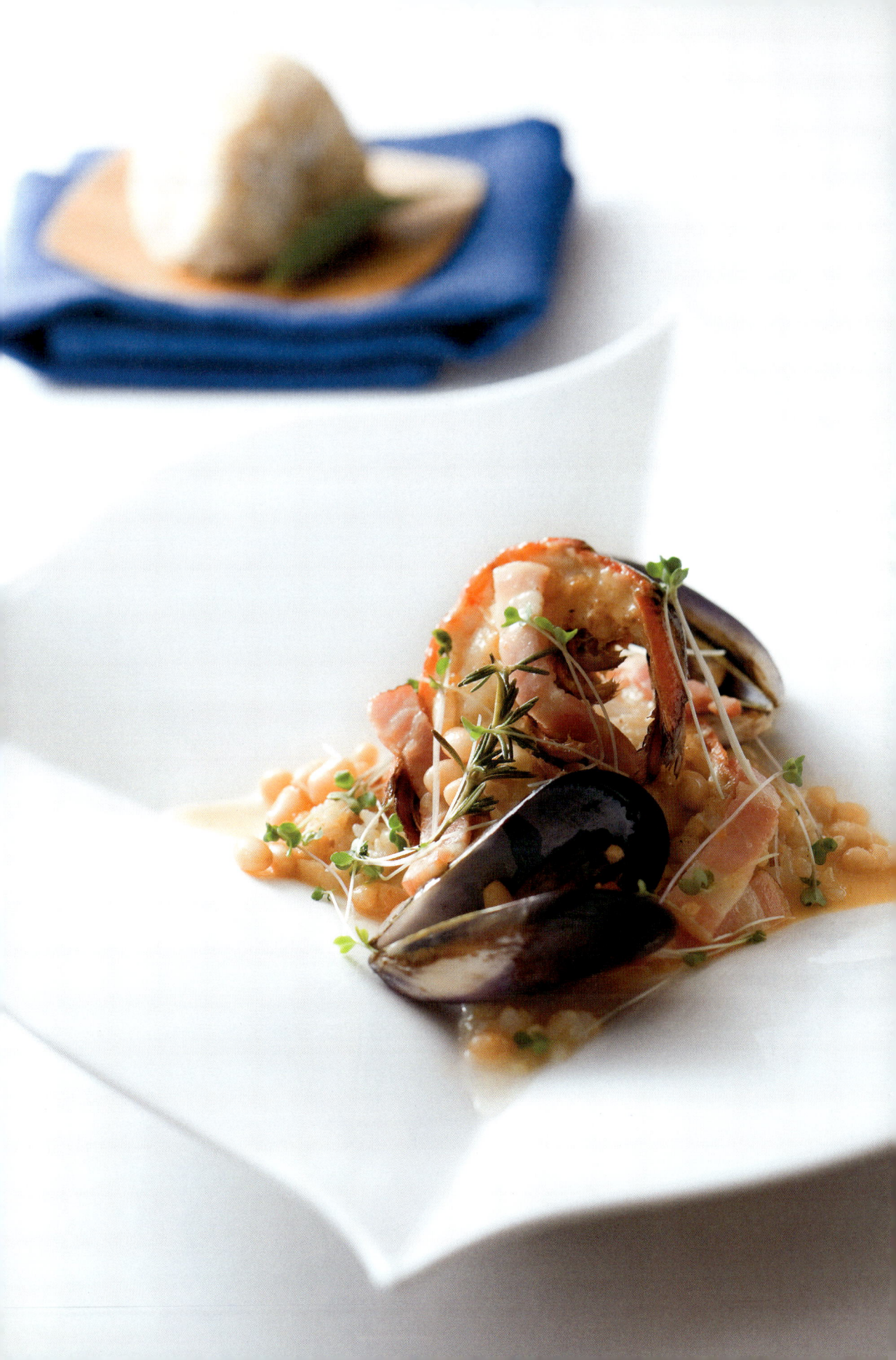

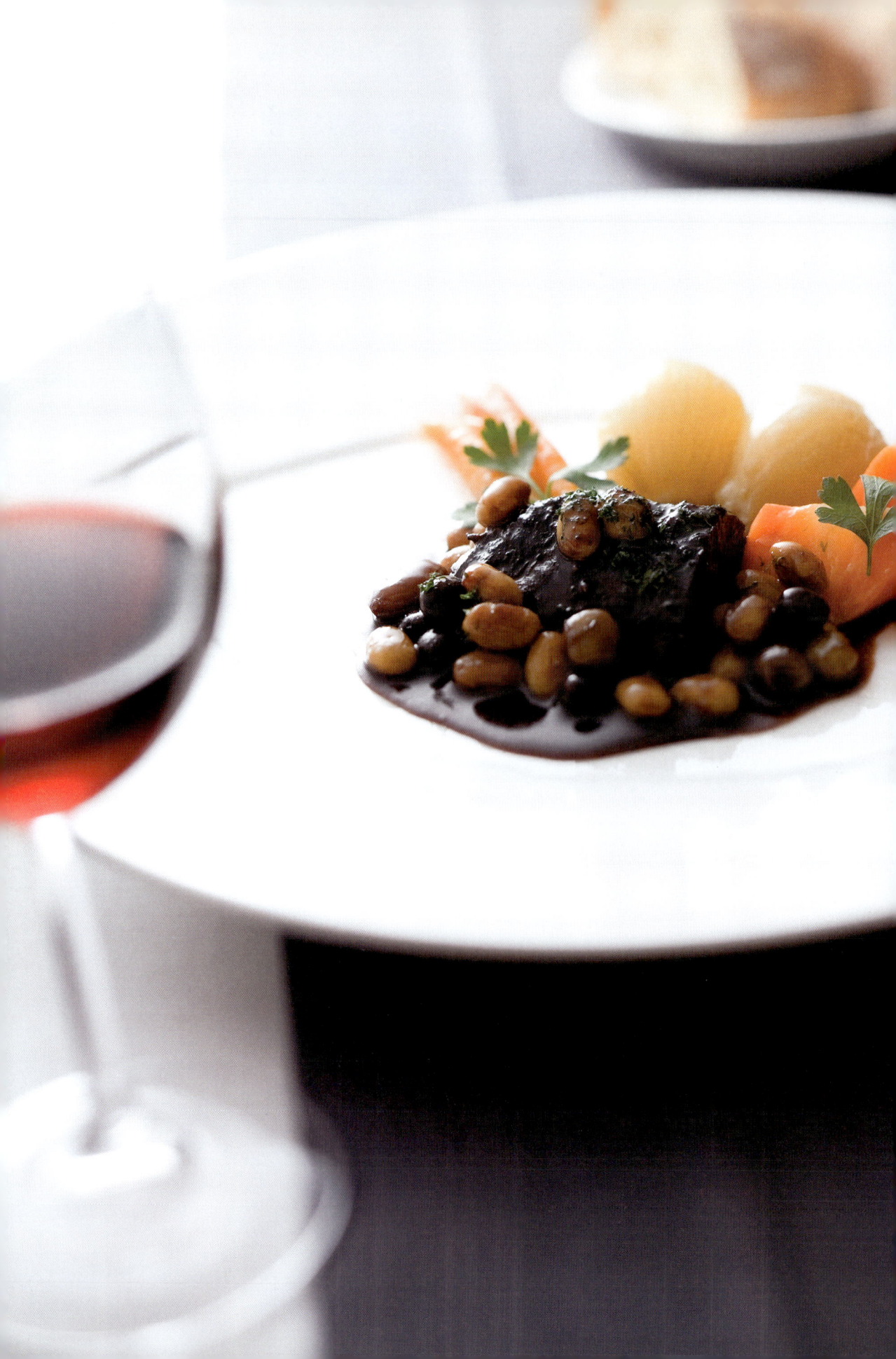

牛ほほ肉といろいろお豆の煮込み

とろけるほどにやわらかくなるまで
じっくりコトコト煮込みます
濃厚なソースで舌も、お腹も大満足

材料（2人分）

牛ほほ肉　120g
塩・こしょう　各少々
小麦粉（薄力粉）　8g
オリーブオイル　少々
ソース
　小玉ねぎ　60g（4個）
　にんじん　50g（½本）
　ミックスビーンズ（水煮）　80g
　ブイヨン（洋風だし）　360cc
　フォン・ド・ボー *1　180cc
　ローリエ　少々
　タイム　少々
　塩・こしょう　各少々
ミニキャロット　60g（6本）
イタリアンパセリ　少々
バケット　80g

作り方

1. 準備をする／ミニキャロットは塩茹でし、冷水に取り、水気を切る。にんじんはひと口大に切る。
2. 牛肉を焼く／牛ほほ肉に塩・こしょうを振り、薄力粉をまぶす。フライパンにオリーブオイルをひき、中火で両面を焼き、表面に軽く焼き色をつける。
3. 煮込む／鍋でブイヨンを沸かし、②と小玉ねぎ、にんじんを入れる。再び沸騰したら弱火にし、ローリエとタイムを入れて蓋をして3時間ほど煮込む。途中、水分が減ってきたら牛肉や野菜がひたひたにかぶる程度に水を加える。牛肉がやわらかくなったら、野菜とともに取り出し、ホイルで包み、保温しておく。
4. 仕上げる／③のスープにミックスビーンズとフォン・ド・ボーを加え、⅓の量になるまで煮詰め、③で保温しておいた牛肉と野菜を戻し、温める。塩・こしょうで味を調える。
5. 盛り付ける／皿に④を盛り、ミニキャロットを添え、イタリアンパセリを飾る。軽くトーストしたバケットとともにいただく。

*1　フォン・ド・ボーについては、P57のChef's lessonsを参照。

エネルギー	炭水化物	たんぱく質	脂質
391.2kcal	145.6kcal	119.6kcal	126.0kcal

生うにとマッシュルームのスフレ仕立て

ふわふわスフレの真ん中に
甘くてまろやかなうにを包み込みました
ひと手間かけたおしゃれなひと皿

材料（2人分）

生うに（むき身）＊1　30g
マッシュルーム　20g
塩・こしょう　各少々
スフレ
| 卵　50g（1個）
| 卵白　30g（1個分）
| コーンスターチ　3g
| 牛乳（低脂肪）　小さじ2
オリーブオイル　少々
泡のソース ＊2　適量
バケット　40g

作り方

1. 準備をする／マッシュルームは2mm厚さの薄切りにする。
2. スフレ生地を作る／ボウルにスフレの材料を入れ、泡立て器でよく混ぜ合わせる。
3. スフレを焼く／半割りにしたうにの殻（もしくはココットのような小さな耐熱皿）に、うにとマッシュルームを入れ、塩・こしょうを振る。②のスフレ生地を注ぎ、200℃のオーブンで5分焼き、表面に焼き色をつける。途中でオーブンを開けると、スフレがしぼんでしまうので注意する。
4. 盛り付ける／スフレの上に泡のソースをのせる。仕上げにオリーブオイルをかける。軽くトーストしたバケットとともにいただく。

＊1　ここでは殻付きの生うにを2個使い、殻を器として利用している。
＊2　泡のソースについては、下記のChef's lessonsを参照。

Chef's lessons

泡のソースは、華やかにおしゃれに仕上げたいときに大活躍してくれます。【水50cc、バター10g、卵白1/2個、サメのコラーゲン（粉・あれば）少々】を鍋で沸かし、ハンディタイプのミキサーなどで撹拌すればできあがり。このひと手間でプロの仕上がりを楽しめます。いろいろな料理にプラスしてみてください。

エネルギー	炭水化物	たんぱく質	脂質
133.8kcal	53.6kcal	38.8kcal	41.4kcal

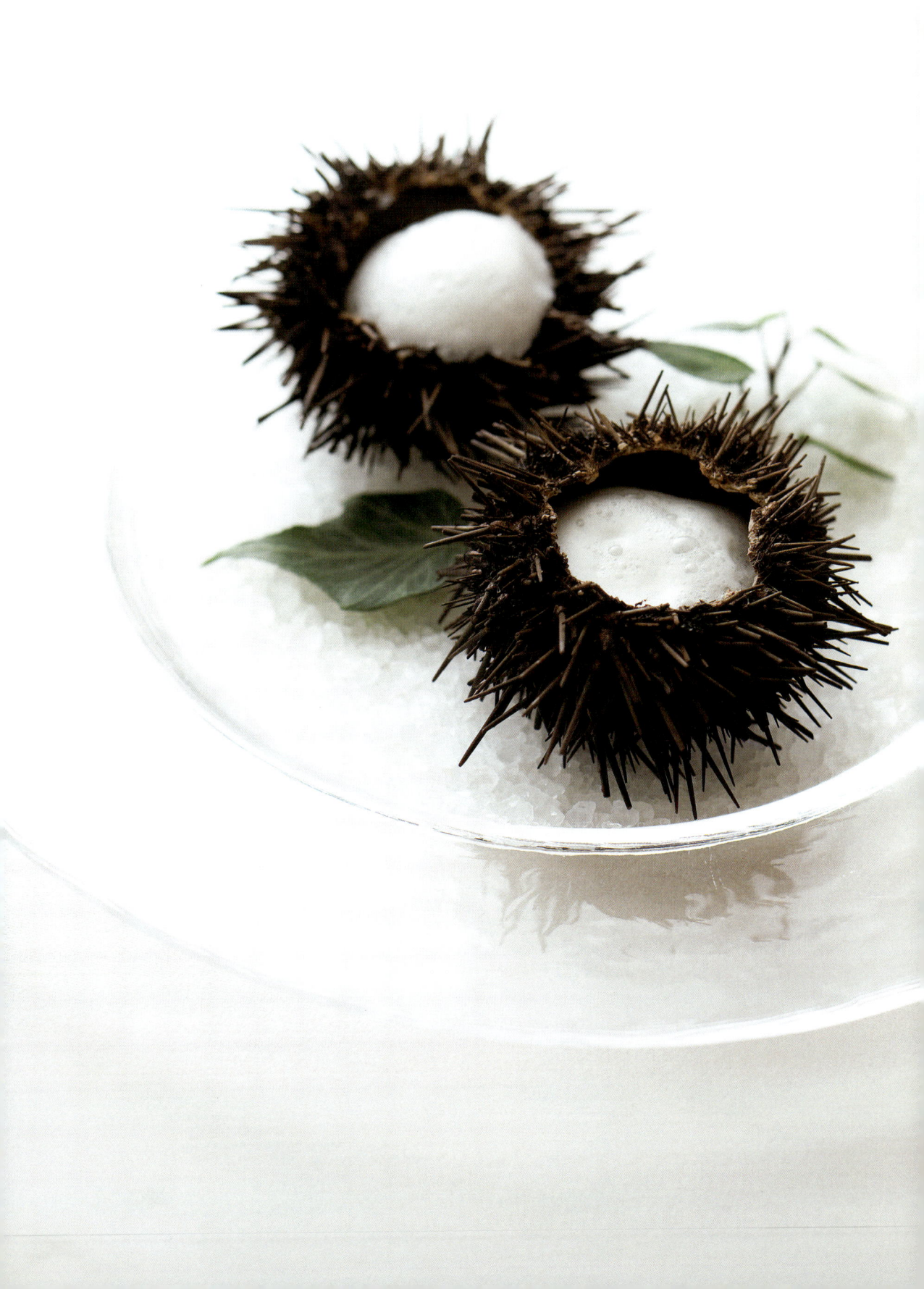

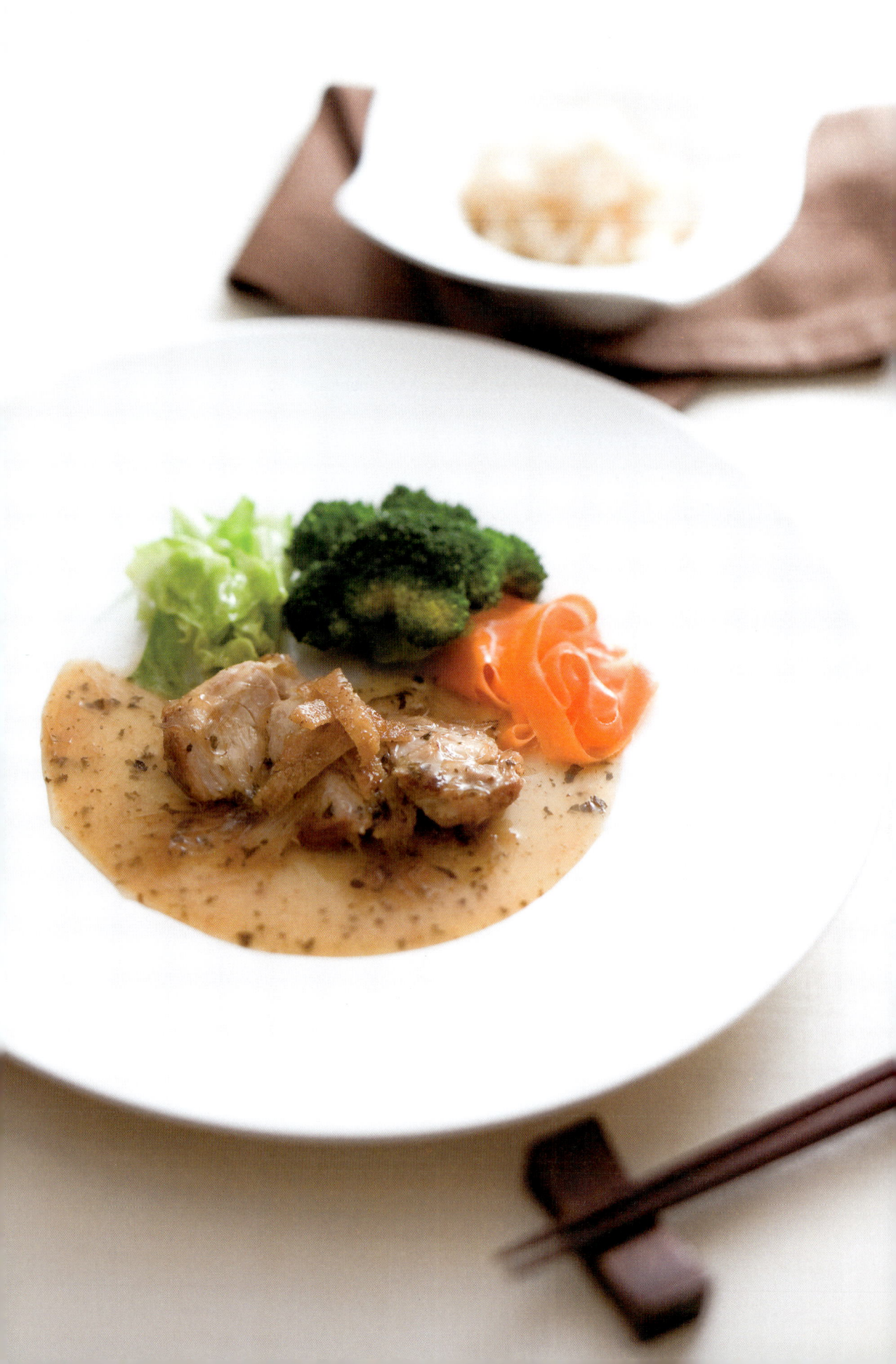

若鶏のソテー ふかひれあんソース

カリッと香ばしく焼いた鶏肉を
梅の風味でさっぱり仕上げた
とろ〜り贅沢なふかひれあんでいただきます

材料（2人分）

若鶏もも肉　100g
塩・こしょう　各少々
オリーブオイル　小さじ1
ソース
　ふかひれ（乾）　16g
　だし汁　140cc
　ねり梅　小さじ2
　片栗粉　小さじ1
　しょうゆ　小さじ2
付け合わせ
　ブロッコリー　80g（5〜6片）
　キャベツ　60g（葉2枚）
　にんじん　25g（1/4本）
ごはん
　玄米ごはん　100g
　塩・こしょう　各少々
　オリーブオイル　少々

作り方

1. 付け合わせを用意する／ブロッコリーは小さく切り分け、にんじんはスライサー（または皮むき器）でリボン状の薄切りに、キャベツは適当な大きさに切る。それぞれ塩茹でし、冷水に取り、水気を切る。
2. ふかひれを煮る／ふかひれは水でもどし、やわらかくなるまで煮る。
3. ソースを作る／鍋にだし汁を入れ、沸いたらねり梅を入れ、少量の水で溶いた片栗粉を加え、とろみがついたら火を止める。しょうゆと②を加え、再び火にかけ温める。
4. 鶏肉を焼く／熱したフライパンにオリーブオイルをひき、塩・こしょうした鶏肉を中火で皮目から焼く。両面がきつね色に焼けたら、食べやすい大きさに切る。
5. 盛り付ける／皿に③を敷き、④を盛り、①を添える。オリーブオイルと塩・こしょうを混ぜた玄米ごはんとともにいただく。

エネルギー	炭水化物	たんぱく質	脂質
250.7kcal	98.4kcal	81.2kcal	71.1kcal

Part 2　休みの日は贅沢に、ひと手間かける

ピスタチオを着せたひらめのロースト 赤ワインソース

あっさりと淡泊なひらめに
ピスタチオの衣で味と見た目にアクセントを
深みのある赤ワインソースで上品な装いに

材料（2人分）

ひらめ（切り身）　120g（2切れ）
塩・こしょう　各少々
ピスタチオ　小さじ2
オリーブオイル　小さじ1
ソース
　赤ワイン　100cc
　フュメ・ド・ポワソン（市販のもの）＊1　40cc
　塩・こしょう　各少々
　カシスリキュール＊2　小さじ2
マッシュポテト
　じゃがいも　60g（小1個）
　牛乳（低脂肪）　20cc
　塩・こしょう　各少々
付け合わせ
　アスパラガス　60g（4本）
　小かぶ　40g（1個）
イタリアンパセリ　少々
バケット　60g

作り方

1. 準備をする／小かぶは6つ切りにする。アスパラガスと小かぶはそれぞれ塩茹でし、冷水に取り、水気を切る。
2. ソースを作る／鍋に赤ワインとフュメ・ド・ポワソンを入れ、1/3の量になるまで煮詰め、塩・こしょうで味を調える。仕上げにカシスリキュールを加える。
3. マッシュポテトを作る／じゃがいもは粉ふきいも（＊3）にして、熱いうちにフォークの背などでつぶす。牛乳を加えて混ぜ、塩・こしょうで味を付ける。
4. ひらめをローストする／ひらめは塩・こしょうを振り、細かく砕いたピスタチオをまぶす。天板にオリーブオイルをひき、ひらめを200℃のオーブンで7〜8分焼く。
5. 盛り付ける／皿に②を敷き、①、③とともに④を盛り、イタリアンパセリを飾る。軽くトーストしたバケットとともにいただく。

＊1　フュメ・ド・ポワソンについては、P122のChef's lessons〔番外編〕を参照。
＊2　カシスリキュールがなければ、オレンジキュラソーなどお菓子作りで使う甘口のリキュールでも代用可能。
＊3　粉ふきいもについては、P22のChef's lessonsを参照。

エネルギー	炭水化物	たんぱく質	脂質
250.0kcal	104.8kcal	76.8kcal	68.4kcal

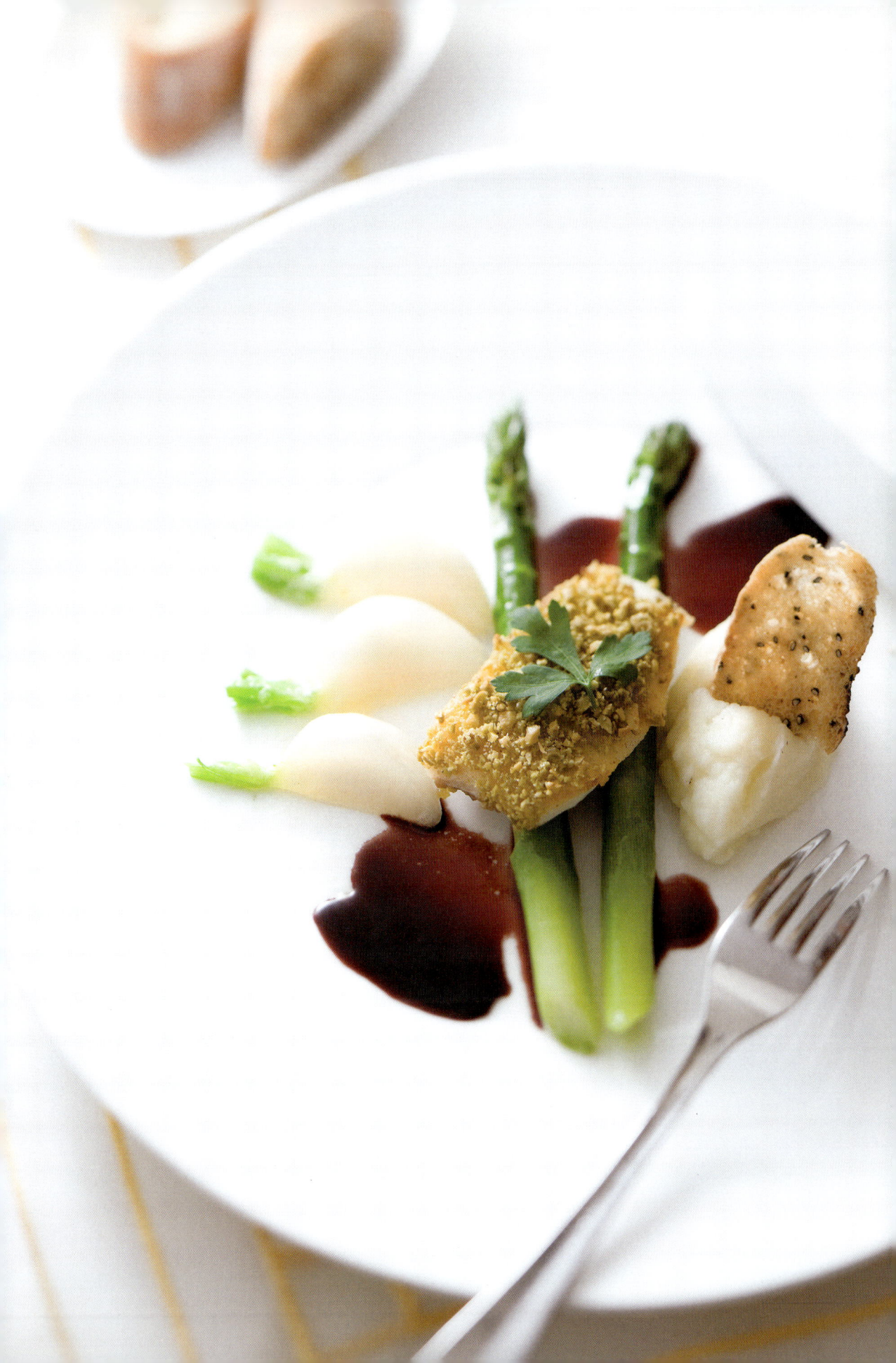

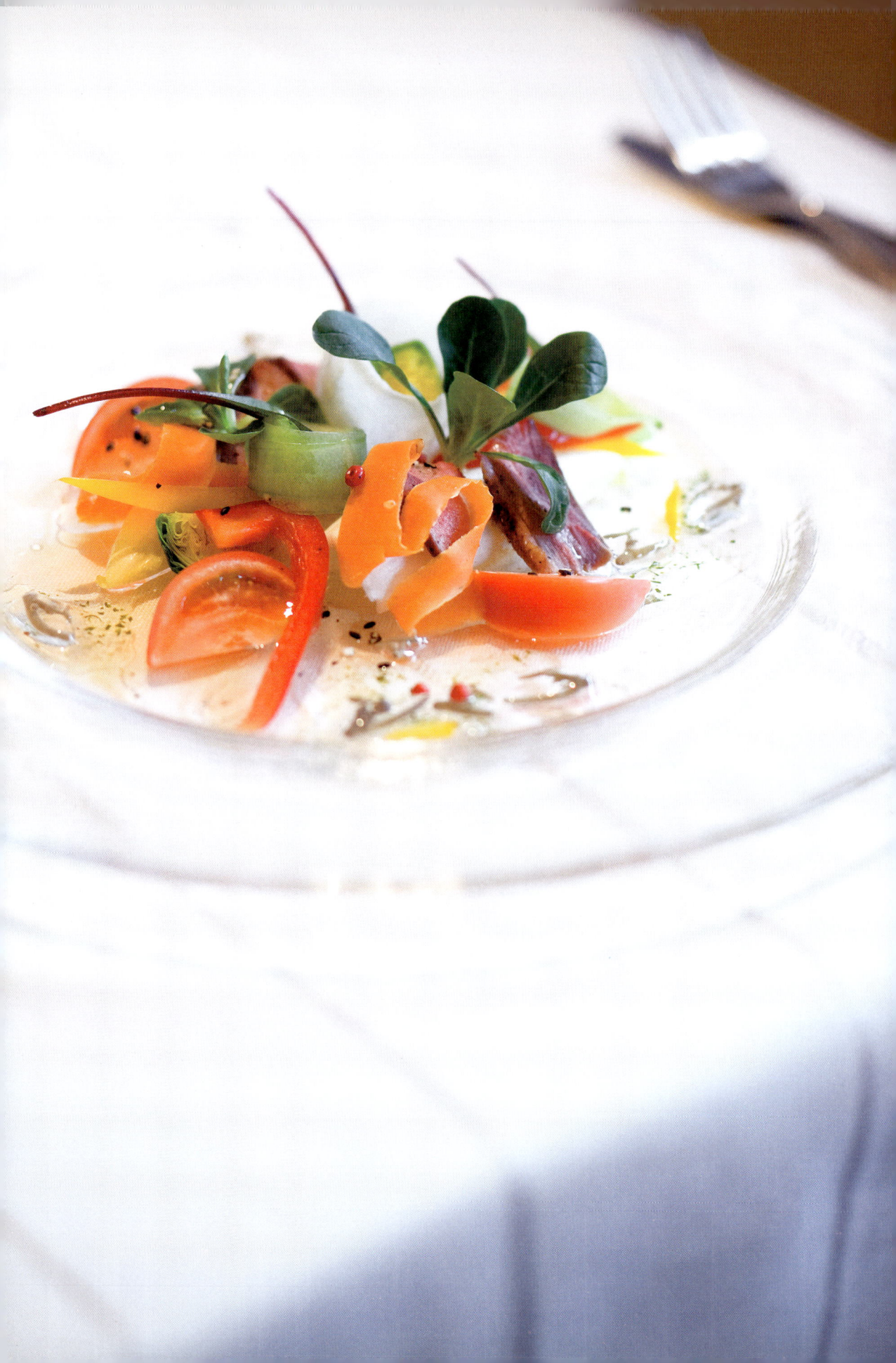

野菜と鴨胸肉のガルグイユ グリーンマスタード風味

四季折々の新鮮野菜を使った
フランスの郷土料理、ガルグイユ
ピリッと辛みの効いたソースでいただきます

材料（2人分）

鴨胸肉　100g
塩・こしょう　各少々
芽キャベツ　50g（4個）
フルーツトマト　30g（½個）
にんじん　30g（⅓本）
きゅうり　30g（⅓本）
パプリカ（赤・黄）　各10g（⅛個）
オリーブオイル　少々
〔A〕
　アンディーブ　20g（2枚）
　トレビス　6g（葉1枚）
　デトロイト＊1　10g（3枚）
ソース
　オリーブオイル　大さじ1
　塩・こしょう　各少々
　しょうゆ　少々
　レモン汁　小さじ½
　グリーンマスタード＊2　5g（1枚）
　じゅん菜　小さじ2
ピンクペッパー　少々
セルフィーユ　少々
バケット　60g

作り方

1. 鴨肉を焼く／鴨胸肉は脂身部分に切り目を入れ、塩・こしょうする。熱したフライパンに入れ、中火で両面を焼く。表面に焼き目をつける。
2. 野菜を準備する／芽キャベツは半分に切り、塩茹でにする。フルーツトマトはくし形に切る。パプリカは細切りにし、にんじんときゅうりはスライサー（または皮むき器）でリボン状の薄切りにし、それぞれオリーブオイルをかける。
3. ソースを作る／ソースのすべての材料をボウルに入れ、手早く混ぜ合わせる。
4. 盛り付ける／①を中心に、②と〔A〕をバランスよく盛り、③を全体にまわしかける。ピンクペッパーとセルフィーユを散らす。軽くトーストしたバケットとともにいただく。

＊1　赤い茎が特徴的で、飾りとしても最適な葉野菜。ほかのベビーリーフなどで代用しても。
＊2　グリーンマスタードについては、P122のChef's lessons〔番外編〕を参照。

エネルギー	炭水化物	たんぱく質	脂質
225.9kcal	86.4kcal	68.4kcal	71.1kcal

Part 2　休みの日は贅沢に、ひと手間かける

ほたてと緑の野菜の軽いスープ煮

旬の野菜ならではの甘みを活かして
白ワインベースのスープでやさしく味付け
春を感じる爽やかなひと皿

材料（2人分）

ほたて貝柱　120g（4個）
塩・こしょう　各少々
スープ
　〔A〕
　　白ワイン　100cc
　　水　180cc
　　エシャロット（みじん切り）　小さじ2
　　マッシュルーム（薄切り）　20g
　塩・こしょう　各少々
　イタリアンパセリ（みじん切り）　少々
　オリーブオイル　小さじ2
緑の野菜
　スティックセニョール　40g（4本）
　いんげん　20g（4〜5本）
　絹さや　16g（8枚）
　ブロッコリー　32g（2片）
　そら豆　24g（6個）
泡のソース *1　適量
バケット　40g

作り方

1. 準備をする／緑の野菜はそれぞれ塩茹でし、冷水に取り、水気を切る。
2. スープを作る／鍋に〔A〕を入れ、軽く沸かし、塩・こしょうしたほたてと①を入れ、弱火で約5分煮て、具材を取り出す。
3. スープを仕上げる／②で鍋に残ったスープを中火で⅓の量になるまで煮詰め、塩・こしょうで味を調える。仕上げに、オリーブオイルとイタリアンパセリを加える。
4. 盛り付ける／皿にほたてと野菜を盛り付け、③をたっぷりかける。泡のソースはお好みで。軽くトーストしたバケットとともにいただく。

*1　泡のソースについては、P84のChef's lessonsを参照。

Chef's lessons

スティックセニョールはブロッコリーの新品種のひとつ。ブロッコリーと中国野菜の芥藍（カイラン）を掛け合わせたもので、花蕾を食べるブロッコリーと比べると、茎の部分が細長く、シャキシャキとした食感を楽しめます。緑の野菜は、カロテンなど栄養豊富。色よく茹でて、料理に彩りを加えましょう。

エネルギー	炭水化物	たんぱく質	脂質
193.6kcal	73.2kcal	66.4kcal	54.0kcal

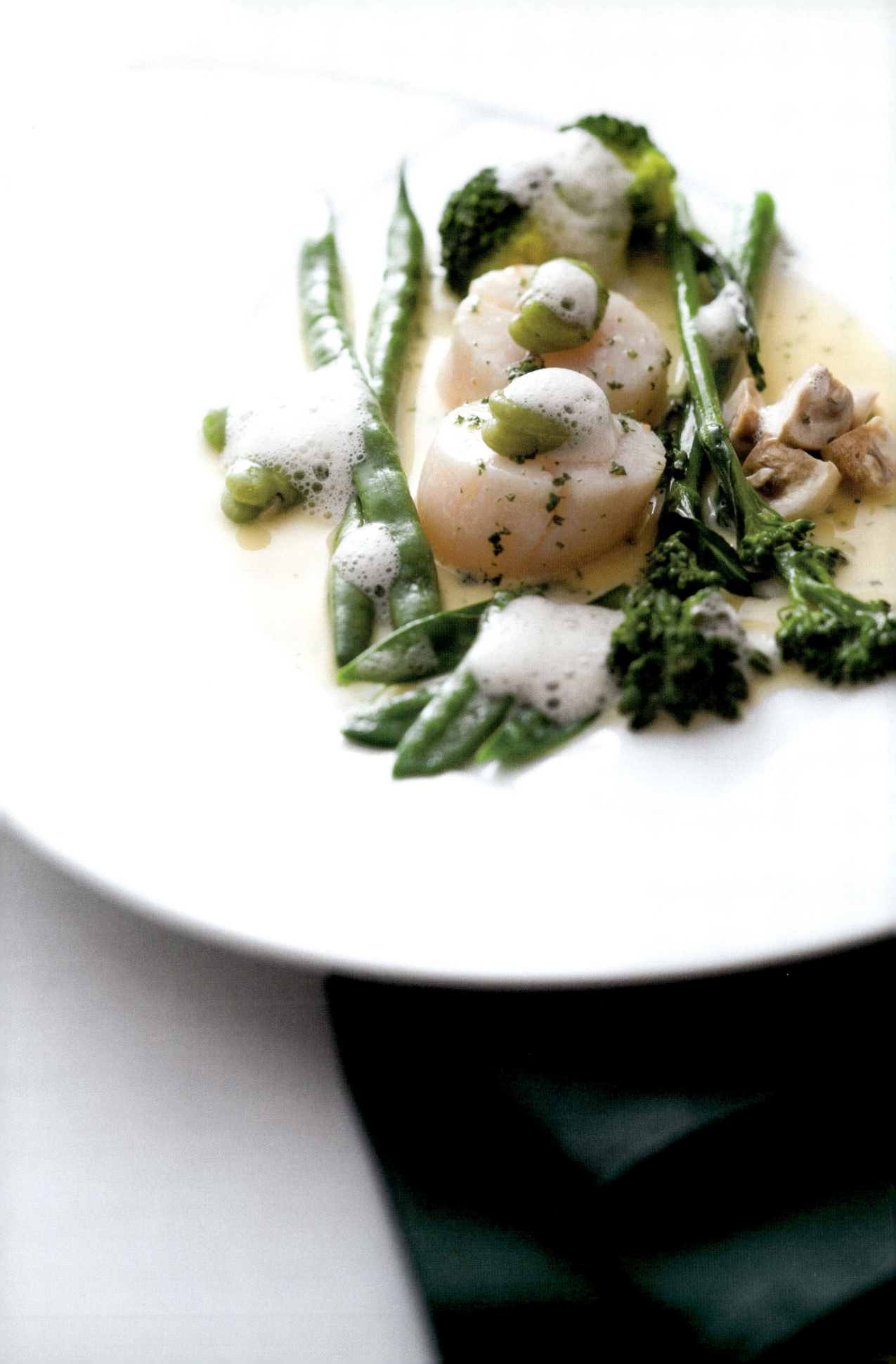

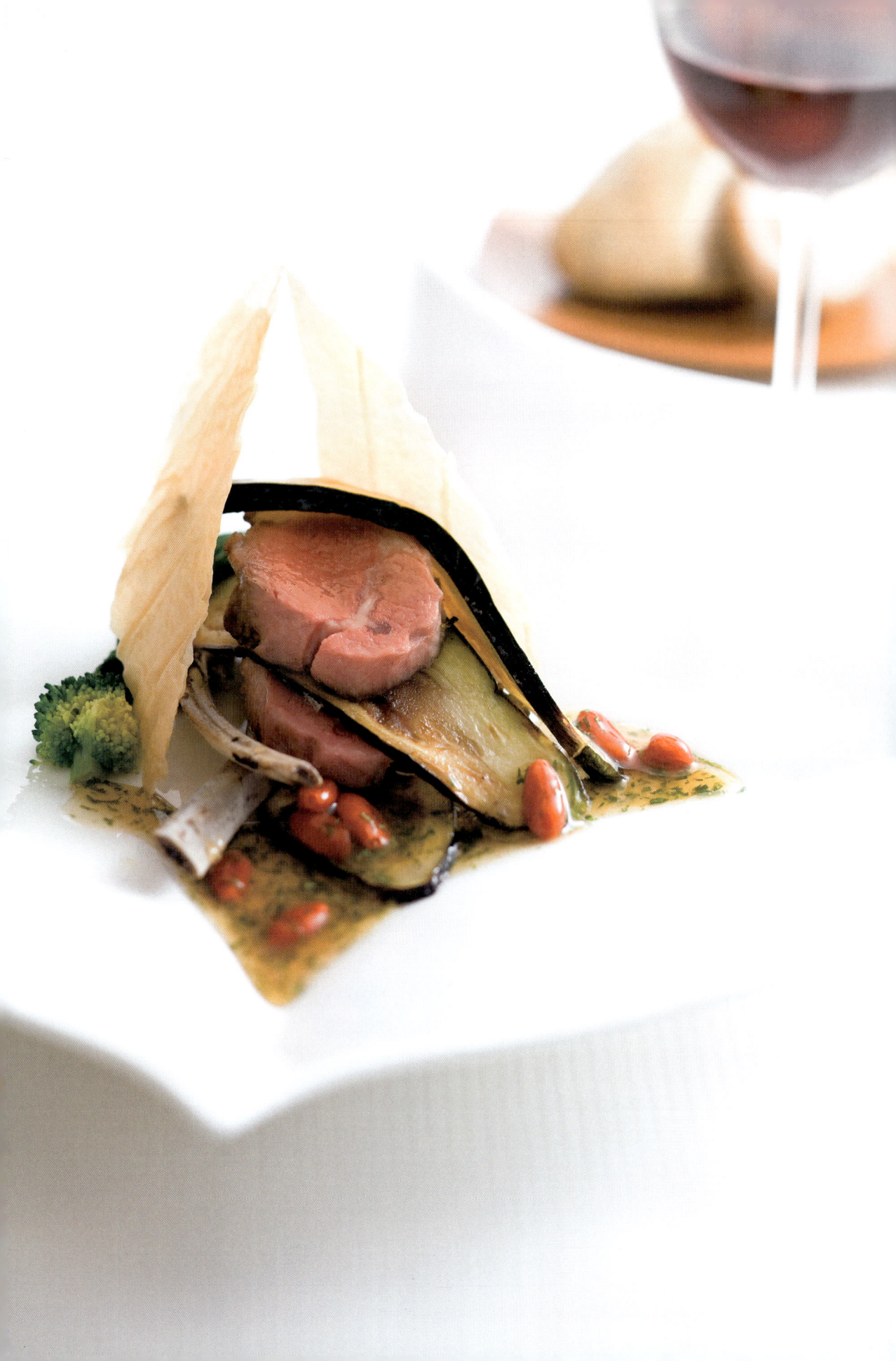

仔羊背肉のソテー ピラミッドスタイル

余分な脂分を落とした仔羊肉と
こんがり焼いたなすを交互に積み上げて
バジルの効いた和風ソースであっさりと

材料（2人分）

仔羊背肉　120g
オリーブオイル　小さじ1
なす　120g（2本）
塩・こしょう　各少々
ソース
　だし汁（昆布だし）　100cc
　フォン・ド・ボー（市販のもの）＊1　80cc
　しょうゆ　小さじ2
　片栗粉　小さじ1
　バジル（みじん切り）　小さじ2
　クコの実　10g
パートフィロー　＊2　30g
オリーブオイル　小さじ1
バケット　40g

作り方

1. 準備をする／なすは縦に薄く切る。クコの実は水でもどしておく。
2. ソースを作る／鍋にだし汁とフォン・ド・ボーを入れ、ひと沸かししたら、しょうゆを加える。火を弱め、少量の水で溶いた片栗粉を加え、とろみがついたら火を止める。バジルとクコの実を加える。
3. なすを焼く／よく熱したフライパンになすを入れ、中火で両面焼く。焼き上がったら、塩・こしょうを振る。
4. 仔羊肉を焼く／よく熱したフライパンにオリーブオイルをひき、塩・こしょうした仔羊肉を中火で両面焼く。焼けたら肉を取り出す。フライパンは洗わず、そのままにしておく。
5. ソースを仕上げる／④のフライパンに水（大さじ1）を入れ、木べらでこそぎ取り、②に加えて軽く温める。
6. 盛り付ける／皿に⑤を敷き、③と④を重ねて盛り、オリーブオイルを塗ってオーブンで焼いたパートフィローを飾る。軽くトーストしたバケットとともにいただく。

＊1　フォン・ド・ボーについては、P57のChef's lessonsを参照。
＊2　パートフィローについては、P122のChef's lessons〔番外編〕を参照。

エネルギー	炭水化物	たんぱく質	脂質
276.4kcal	112.8kcal	74.0kcal	89.6kcal

若鶏の小悪魔風
ローズマリーの香り

香草の風味がおいしさの決め手
鶏肉はオーブンで時間をかけて
ふっくらジューシーに焼き上げます

材料（2人分）

若鶏もも肉　140g
塩・こしょう　各少々
オリーブオイル　8g
ローズマリー　少々
付け合わせ
　アスパラガス　60g（4本）
　フルーツトマト　80g（2個）
ビンコットソース（市販のもの）　20cc
レモン　100g（1個）
泡のソース *1　適量
バケット　60g

作り方

1. 準備をする／アスパラガスは塩茹でし、冷水に取り、水気を切る。半分の長さに切る。フルーツトマトはくし形に切る。
2. 鶏肉をローストする／よく熱したフライパンにオリーブオイルをひき、塩・こしょうした鶏肉を強火で皮目から焼き、表面に焼き色をつける。天板にローズマリーを敷き、鶏肉をのせ、200℃のオーブンで30〜40分焼く。途中、鶏肉を返しながら、中までじっくり火を通す。
3. 盛り付ける／皿に①、②を盛り、ビンコットソースと半分にカットしたレモンを添える。泡のソースはお好みで。軽くトーストしたバケットとともにいただく。

*1　泡のソースについては、P84のChef's lessonsを参照。

Chef's lessons

ビンコットソースは、熟成させる前の赤ワインを煮詰めたぶどう果汁を、樽の中で最低2年以上熟成させたもの。旨みと酸味がギュッと凝縮されて、なんとも深みのある味わいに仕上がっています。本場イタリアでは、肉料理や魚料理のソースとして使われるほか、ベリー類のフルーツなどにもかけて食します。

エネルギー	炭水化物	たんぱく質	脂質
227.5kcal	86.4kcal	70.0kcal	71.1kcal

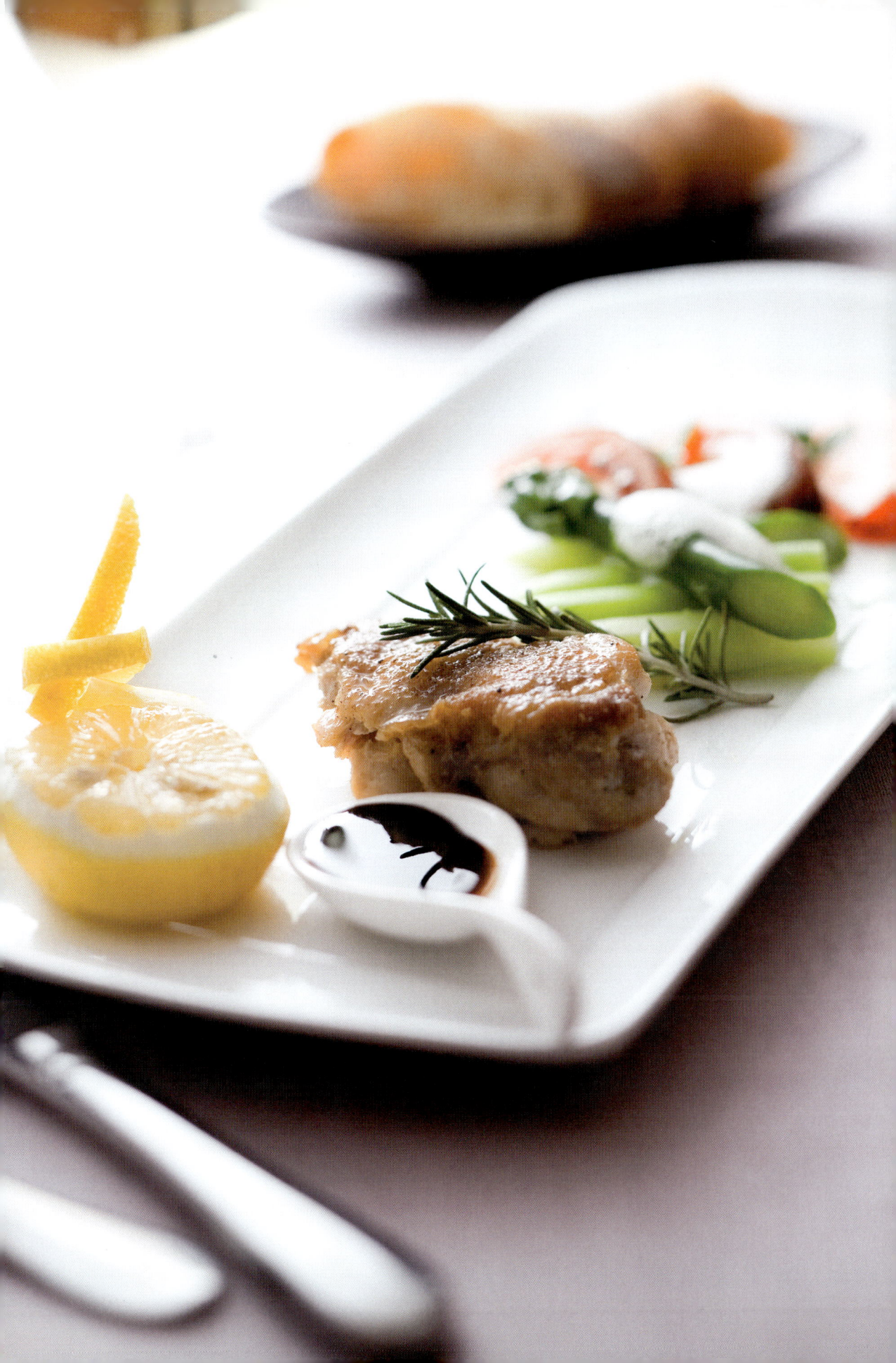

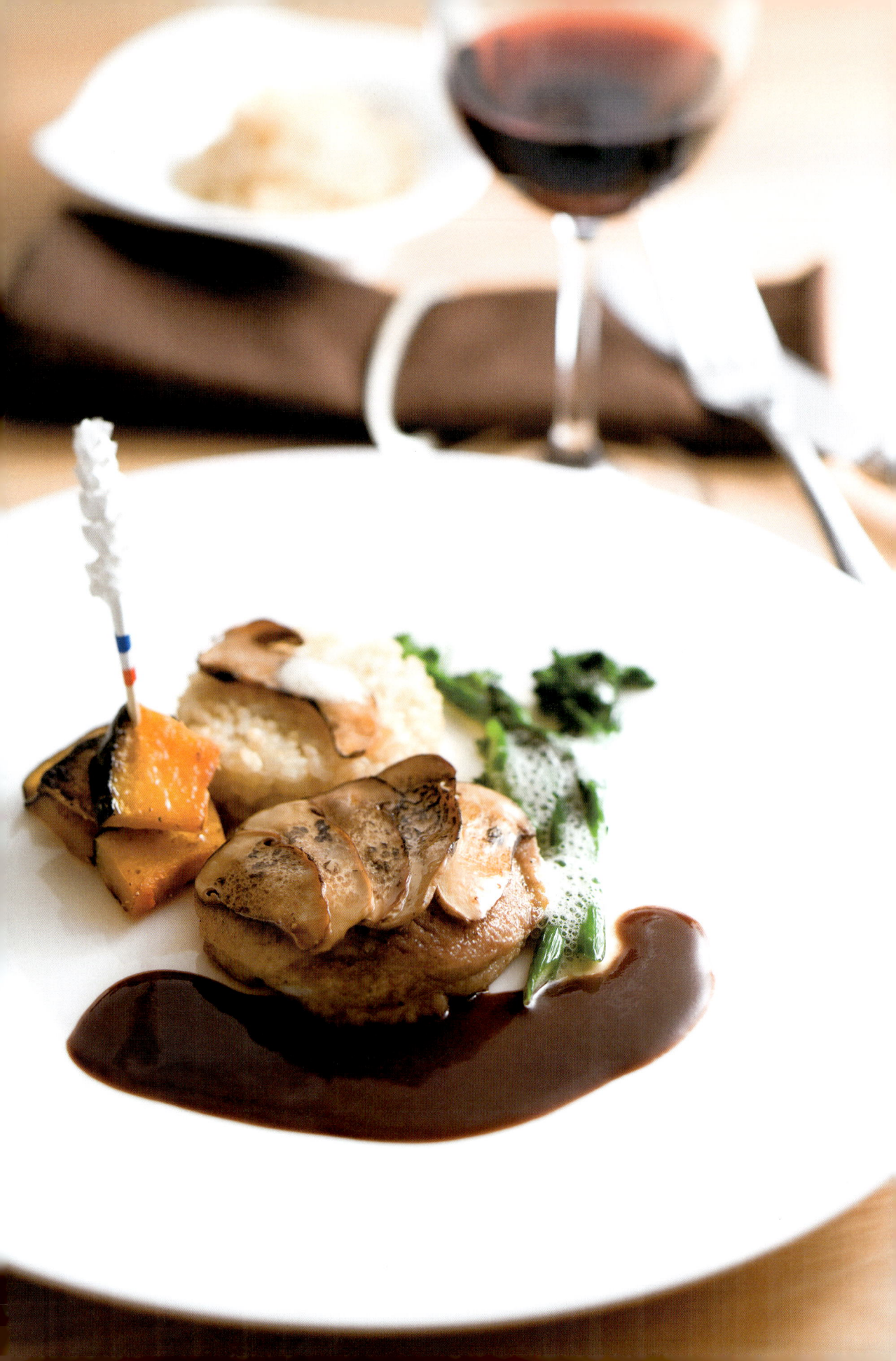

松茸をまとった豚ロース肉 赤味噌ソース

秋の味覚の芳醇な香りを
豚肉のステーキとともに贅沢に味わいます
こっくりとした赤味噌風味のソースで

材料（2人分）

豚ロース肉　140g
松茸 *1　60g（小1本）
塩・こしょう　各少々
オリーブオイル　小さじ1
ソース
　だし汁　150cc
　赤味噌　大さじ2
　片栗粉　小さじ1/2
　しょうゆ　小さじ1
付け合わせ
　スティックセニョール *2　40g（4本）
　かぼちゃ　60g
泡のソース *3　適量
玄米ごはん　100g

作り方

1. 準備をする／松茸は薄切りにする。スティックセニョールは塩茹でし、冷水に取り、水気を切る。かぼちゃはひと口大に切り、茹でる。
2. ソースを作る／鍋にだし汁を入れて沸いたら弱火にし、赤味噌を入れる。片栗粉を少量の水で溶いたものを加えてよく混ぜ、再び沸かし、しょうゆを加える。
3. 豚肉を焼く／よく熱したフライパンにオリーブオイルをひき、塩・こしょうした豚肉を強火で焼き、表面に焼き色がついたら、鉄板に移し、豚肉の上に松茸をのせて200℃のオーブンで約5分焼く。
4. 盛り付ける／皿に②を流し、③と付け合わせの野菜を盛り付ける。泡のソースはお好みで。玄米ごはんを添える。

*1　松茸がポイントの料理だが、食感のよさを活かすならエリンギを、香りを楽しむならブラウンマッシュルームを代わりに使っても、風味よく仕上がる。
*2　スティックセニョールについては、P92のChef's lessonsを参照。
*3　泡のソースについては、P84のChef's lessonsを参照。

エネルギー	炭水化物	たんぱく質	脂質
283.3kcal	111.2kcal	88.4kcal	83.7kcal

Part 2　休みの日は贅沢に、ひと手間かける

〔おいしいColumn〕

ゾーンの食事を
家でも、外でも実践するコツ

　ゾーンでダイエットを成功させたい、健康的な食生活を送りたいというとき、毎回の食事で4:3:3を実践することがカギとなります。本書のレシピを参考に献立を考えていただいたとしても、外食やお惣菜などに頼らなくてはならないときもあると思います。

　そのようなときは、食事を3等分にして考えます。$\frac{1}{3}$は肉・魚・豆腐などをメイン食材とした主役のひと品、残りの$\frac{2}{3}$は野菜とフルーツ。これが、4:3:3を実践したときの、もっとも基本的な見た目。細かい栄養分析ができなくても、この見た目のバランスを意識して、お弁当や外食のメニューを注文するようにしてみてください。

　たとえば、お寿司の場合。魚介類は優れたたんぱく質系の食材ですが、にぎりにすると炭水化物の割合が大きくなってしまいます。そこで、まずは刺し身でいただくなどして、ごはんをとり過ぎないよう調整します。ここにサラダなどがあれば、なお完璧です。日ごろから〝意識して食事する〟ことが、もっとも大切なポイントです。

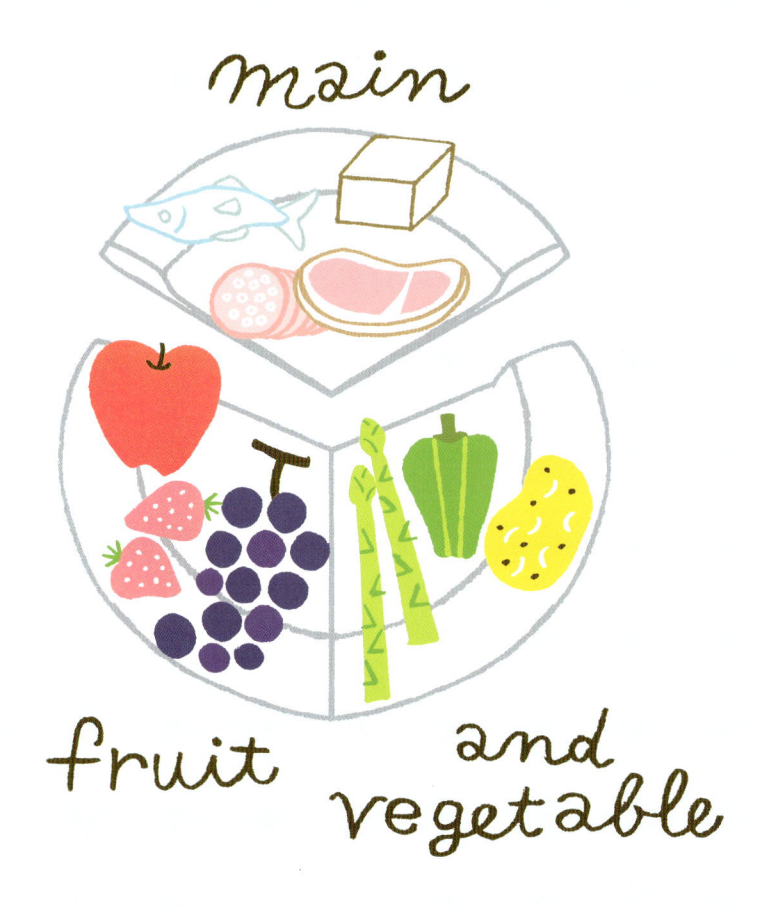

Part 3

お酒のおつまみも、デザートも

ダイエットの大敵ともいえる、お酒やデザートですが
4:3:3の栄養バランスの取れたものなら安心して食べられます。
食べることをがまんして、余計なストレスをためてしまうぐらいなら、
ヘルシーなひと品で、身体と心に元気と栄養を補給してあげてください。

＊

デザートは、P10で紹介している「ゾーンシュガー」を使用することで、ローカロリーとなっています。
ただし、一般には販売していないため、「シュガーレス（糖類ゼロ）の甘味料」で代用してください。
その際の分量は、お手元の甘味料の表示を参考に加減してください。
なお、グラニュー糖や上白糖で同じ味に仕上げる場合は、100倍の量が必要となり、カロリーも変わります。
併記してある分量とカロリーを参考にしてください。

＊

にんじんといんげんの瞬間テリーヌ マッシュルームのソース

ゼリー寄せのような口当たり
あっという間に固まるお手軽レシピ
キリッと冷えた白ワインとよく合います

材料（2人分）
◆セルクル型（直径7cm×高さ5cm）2個分

金時にんじん *1　80g（1/3本）
いんげん　50g（12本）
はくさい　160g（葉2〜3枚）
じゃがいも　30g（小1/2個）
えび　30g
だし汁　100cc
角寒天　1g
塩・こしょう　各少々

ソース
　マッシュルーム　40g
　だし汁　120cc
　塩・こしょう　各少々

付け合わせ
　オリーブオイル　小さじ1
　ルッコラ　10g（葉4枚）
　ラディッシュ　20g（1個）

*1　金時にんじんは、京料理でもよく使われる中国発祥の野菜で、甘みが強くやわらかいのが特徴。なければ普通のにんじんでも可。
*2　エスプーマについては、カプチーノ・クリーマーで代用できる。詳しくは、P122のChef's lessons〔番外編〕を参照。

作り方

1. 準備をする／金時にんじんは、スライサー（または皮むき器）でリボン状の薄切りにする。いんげんは半量を1cm長さに切る、半量はそのまま。はくさいは千切りに、じゃがいもは1cm角に切る。それぞれ塩茹でし、水気を切る。えびは塩茹でにし、細かく刻む。飾り用のえびを残しておく。

2. テリーヌを作る／鍋にだし汁を入れて沸かし、角寒天を入れて溶かし混ぜ、塩・こしょうで味をつける。セルクル型にいんげん、はくさい、じゃがいも、えびを入れ、寒天液を流す。冷蔵庫で15〜20分冷やし固める。

3. ソースを作る／サッと茹でたマッシュルームをミキサーにかけ、なめらかにする。だし汁を加えてさらに混ぜ、塩・こしょうで味を調える。エスプーマという専用の器具（*2）に入れ、炭酸ガスを含ませる。

4. 盛り付ける／皿に型から外したテリーヌをおき、ルッコラと薄く切ったラディッシュを、残しておいたいんげんやえびとともにバランスよく盛り、リボン状のにんじんを飾る。③をかけ、オリーブオイルを添える。

エネルギー	炭水化物	たんぱく質	脂質
80.1kcal	30.8kcal	26.8kcal	22.5kcal

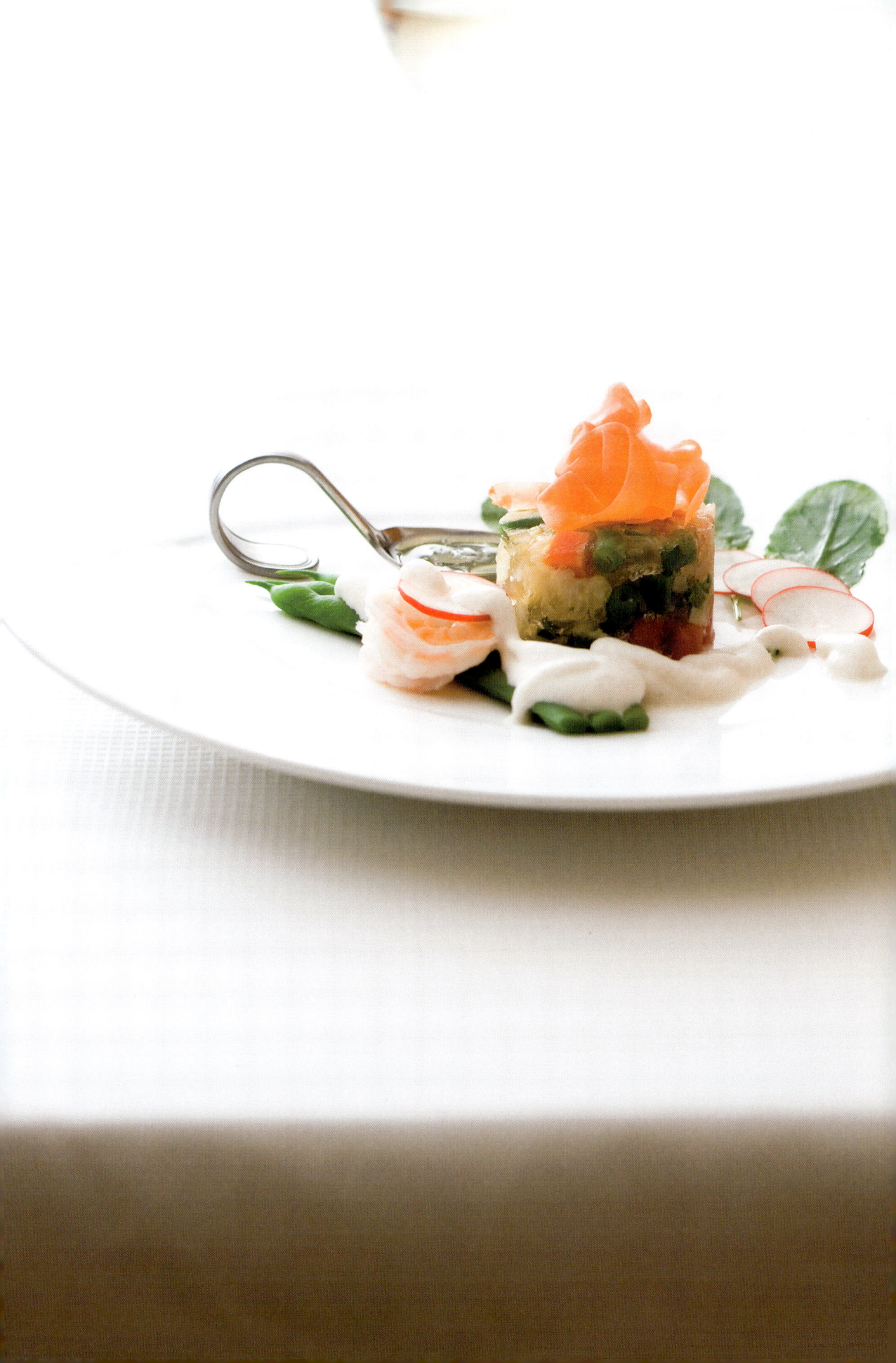

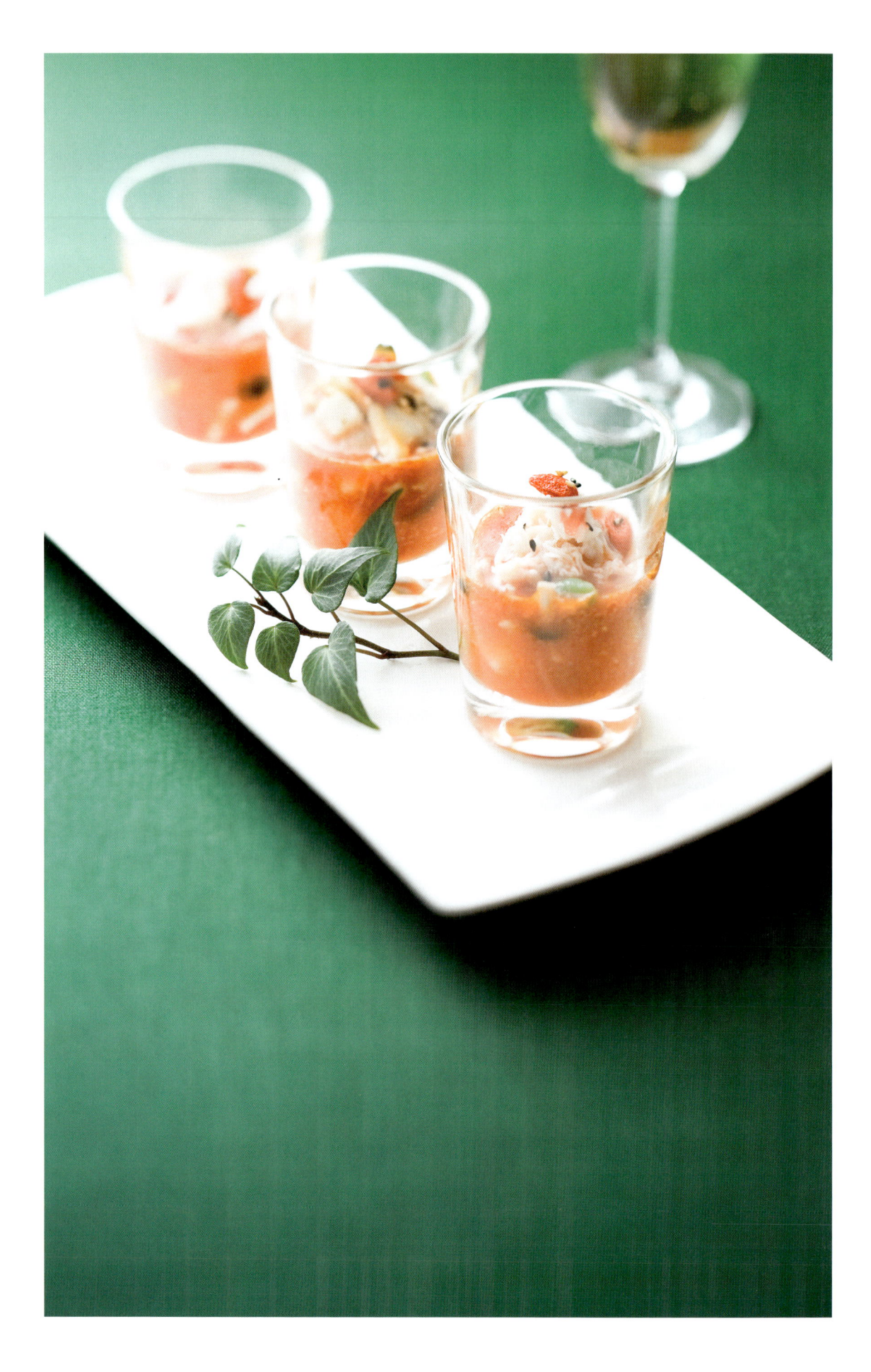

海の幸・山の幸のぐい飲みスープ

パーティーなどでも大活躍の
おしゃれで粋なもてなしメニュー
スパークリングワインのお供にぴったり

材料（2人分）
◆ぐい飲み（60cc） 6個分

海の幸（写真手前）
- 〔A〕
  - ずわいがに　40g
  - えび　60g
  - あさり　40g
- 枝豆　20g

山の幸（写真中央）
- しめじ　40g
- にんじん　40g
- じゃがいも　40g（中 $\frac{1}{3}$ 個）
- カリフラワー　32g（2片）
- いんげん　12g（2～3本）

山の幸（写真奥）
- ごぼう　36g（15cm）
- いんげん　30g（6～7本）
- ブロッコリー　32g（2片）
- 芽キャベツ　25g（2個）

スープ（3種共通）
- トマトジュース　720cc
- オリーブオイル　大さじ1
- トマト　150g（1 $\frac{1}{2}$ 個）
- 塩・こしょう　少々
- 黒ごま・クコの実　少々

作り方

1. 準備をする／枝豆は塩茹でし、さやから出す。いんげんとしめじは1cm長さに、その他の野菜は1cm角に切る。
2. 茹でる／〔A〕の魚介類はそれぞれ下処理をして、軽く塩茹でし、水気を切る。野菜は固めに茹で、水気を切る。
3. スープを作る／トマトは湯むき（＊1）して1cm角に切る。ボウルにトマトジュースと角切りにしたトマト、オリーブオイルを入れて混ぜ合わせ、塩・こしょうで味を調える。
4. 盛り付ける／小さなグラス（ぐい飲み）に、海の幸・山の幸の食材をそれぞれ入れ、③を注ぐ。仕上げに、黒ごまを振り、水でもどしたクコの実を飾る。

＊1　トマトの湯むきについては、P21のChef's lessonsを参照。

エネルギー	炭水化物	たんぱく質	脂質
257.4kcal	100.0kcal	69.2kcal	88.2kcal

小えびと根菜のピンチョス
ハーブディップ添え

おいしくヘルシーなものを少しずつ
気軽につまめるフィンガーフード
〝とりあえずビール〞が飲みたくなります

材料（2人分）

むきえび　100g
〔A〕
　にんじん　40g（1/3本）
　むかご　60g（6個）
　ごぼう　40g（1/3本）
　ブロッコリー　16g（1片）
　れんこん　30g（1/6個）
オリーブピクルス（黒・緑）　40g（8個）
ミニトマト　20g（2個）
ディップ
　パセリ　60g（1枝）
　ほうれん草　60g（1/5束）
　リコッタチーズ　40g
　カッテージチーズ　20g
　塩　少々
　オリーブオイル　少々
れんこんチップ　適量
バケット　60g

作り方

1. 準備をする／ほうれん草は塩茹でし、冷水に取る。水気を切り、粗く刻む。
2. 具材を用意する／〔A〕の野菜は、すべてひと口大に切り（むかごはそのまま）、塩茹でにし、水気を切る。ミニトマトは1/2もしくは1/4のくし形に切る。えびは軽く塩茹でし、水気を切る。
3. ディップを作る／茎を除いたパセリと①、リコッタチーズ、カッテージチーズ、オリーブオイルをフードプロセッサーかミキサーにかけてなめらかにし、塩で味を調える。
4. 盛り付ける／竹串もしくは楊枝に、②で用意した好みの食材とオリーブピクルスを自由に組み合わせて刺す。③とれんこんチップを添える。軽くトーストしたバケットとともにいただく。

Chef's lessons

ピンチョスは、「串に刺す」という意味のスペイン語に由来した、スペインの代表的なおつまみ料理。気軽に楽しめるので、パーティーなどにぴったりです。アボカドやチーズなど串に刺せるものならどんなものを具材にしてもいいのですが、野菜メインで作るのがゾーン流です。

エネルギー	炭水化物	たんぱく質	脂質
297.5kcal	124.0kcal	80.8kcal	92.7kcal

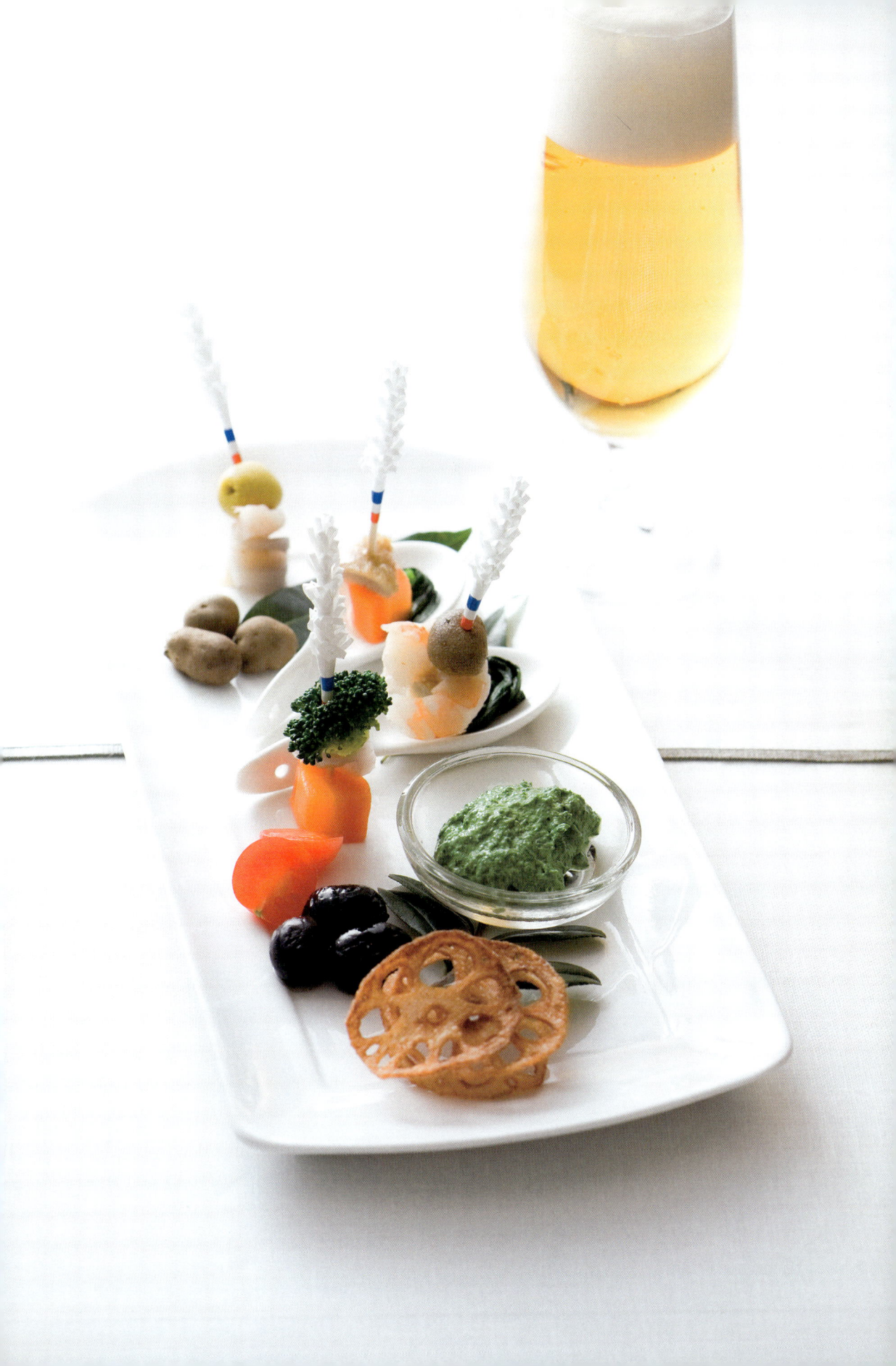

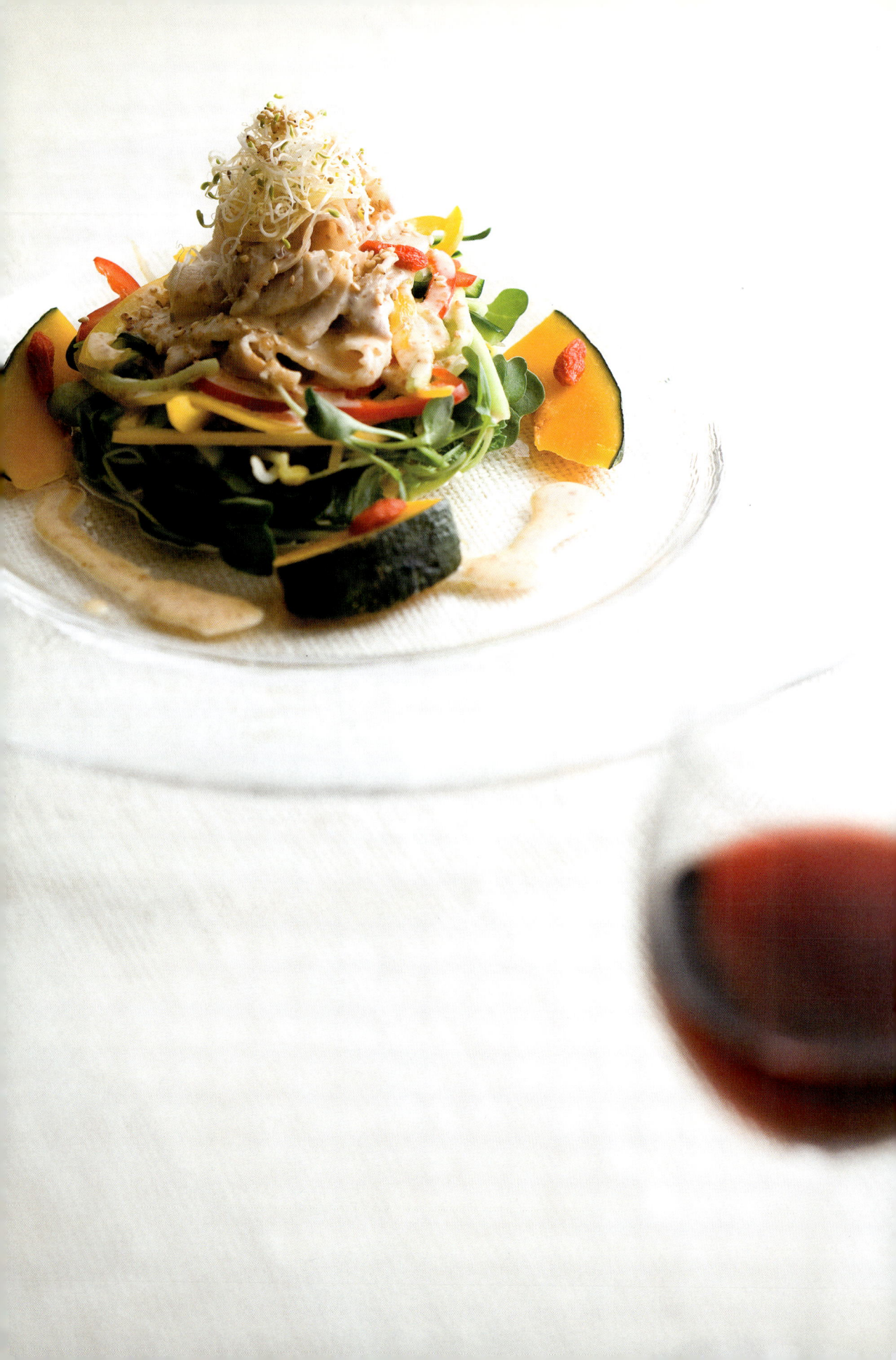

豆もやしと豚肉のヴァプール

豚肉の旨みが決めての蒸し料理
シャキシャキの野菜とともに
濃いめの赤ワインとの相性も抜群です

材料（2人分）

豆もやし　80g
豚もも薄切り肉　80g
塩・こしょう　各少々
きゅうり　40g（½本）
パプリカ（赤・黄）　各40g（½個）
つまみ菜　20g（¼袋）
かぼちゃ　80g
アルファルファ　20g
クコの実　6g
しょうが　10g（1片）
白ごま　少々
ごまだれ
　ごまドレッシング　40g
　練りごま　小さじ1

作り方

1. 準備をする／しょうが、きゅうりは千切りにする。パプリカは細切りにし、サッと湯通しし、冷水に取り、水気を切る。かぼちゃは皮付きのまま薄切りにし、軽く茹で、水気を切る。
2. 蒸し煮する／鍋に豆もやしを敷き、豚肉をのせ、塩・こしょうを振る。水（大さじ2）を入れ、蓋をして中火で約5分蒸す。
3. ごまだれを作る／ごまドレッシングと練りごまをよく混ぜておく。
4. 盛り付ける／皿につまみ菜、パプリカ、きゅうりをのせ、②を盛り付ける。仕上げにアルファルファをのせ、かぼちゃを飾り、白ごまを振る。水でもどしたクコの実としょうがを散らす。③をかけていただく。

Chef's lessons

ヴァプールには、フランス語で「蒸気・湯気」という意味があり、蒸し料理全般を指します。油を使わない料理法なので、余分な油分を減らしたいという人にはお勧めです。肉や魚を蒸すときは、たっぷりの野菜とともに蒸し上げるのが、素材本来の旨みを逃がさず、ヘルシーに仕上げるコツです。

エネルギー	炭水化物	たんぱく質	脂質
163.8kcal	63.6kcal	55.2kcal	45.0kcal

地鶏ささみのいたわさ風

淡泊なささみはたたいて仕上げ
わさびで味をキリッと引き締めます
日本酒や焼酎と合わせても美味

材料（2人分）

鶏ささみ肉　120g
オリーブオイル　少々
本わさび　小さじ2
付け合わせ
　いんげん　30g（5〜6本）
　にんじん　30g（1/3本）
　デトロイト *1　6g（2枚）
　海ぶどう　20g
　むら芽　少々
ソース
　オリーブオイル　小さじ2
　しょうゆ　18cc
　レモン汁　小さじ2
　塩・こしょう　各少々
ごま（白・黒）　各少々
トルティーヤ（市販のもの）　40g
れんこんチップ　少々

作り方

1. **準備をする**／にんじんは、スライサー（または皮むき器）でリボン状の薄切りにする。いんげんと一緒に塩茹でし、冷水に取り、水気を切る。いんげんは3cm長さに切る。
2. **ささみを調理する**／ささみは筋を切り、塩を入れた湯でサッと霜降りにする。冷水に取り、水気を拭く。まな板にラップを敷き、ささみをのせ、ラップをかぶせ、肉たたき（またはビンなど）でたたいて薄くのばす。わさびを塗り、オリーブオイルをかけて、ラップで包み、冷蔵庫で15分ほど冷やす。
3. **ソースを作る**／ソースの材料をボウルに入れて、よく混ぜ合わせる。
4. **盛り付ける**／皿に②を、①、デトロイト、むら芽、海ぶどうとともに盛り付ける。③をまわしかけ、ごまを振る。トルティーヤ・チップス（下記のChef's lessonsを参照）とれんこんチップを添える。

*1　赤い茎が特徴的で、飾りとしても最適な葉野菜。ほかのベビーリーフなどで代用しても。

Chef's lessons

トルティーヤは、主にコーン粉を使ったメキシコの薄焼きパンのこと。肉やチーズやアボカドなどの具材を包み、ピリッと辛いサルサソースを付けていただくのが、一般的な楽しみ方です。トルティーヤ・チップスは、トルティーヤを三角形に切り、オーブンで焼いてパリッとさせればできあがりです。

エネルギー	炭水化物	たんぱく質	脂質
242.4kcal	92.8kcal	74.0kcal	75.6kcal

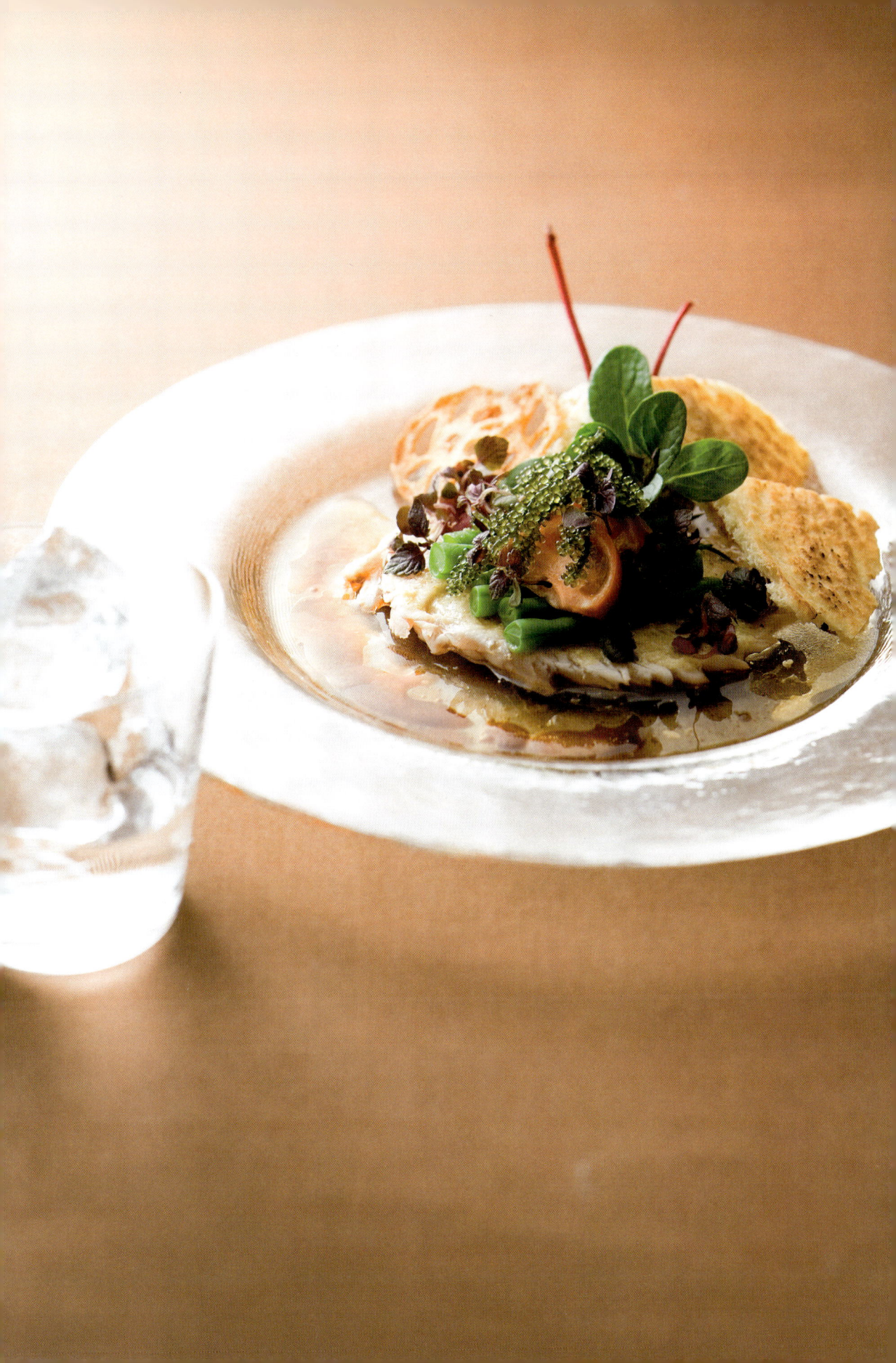

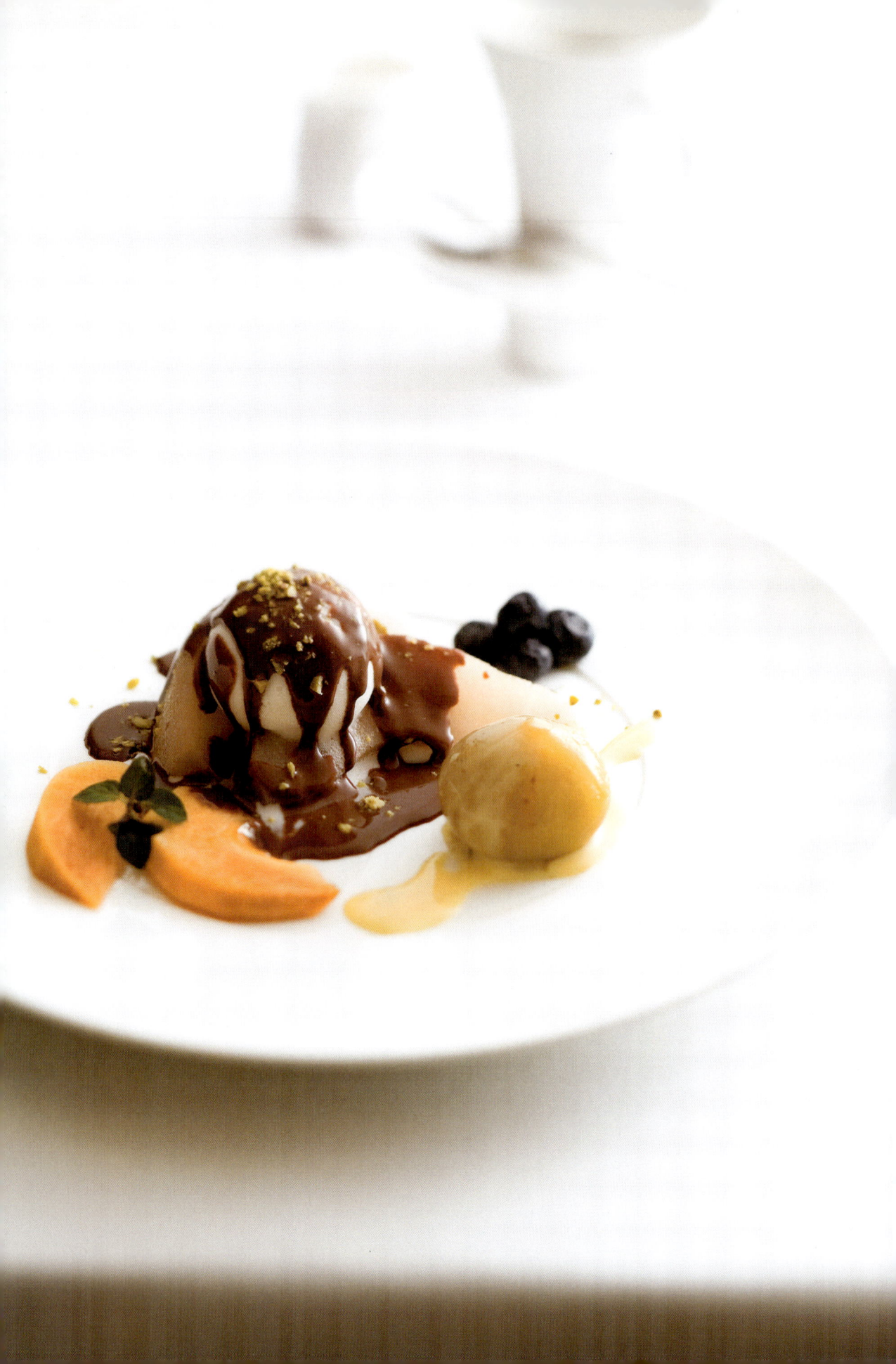

洋なしのベレーヌ風

白ワインの風味が香る洋なしには
チョコレートのソースがよく合います
ひんやり冷たい、甘さ控えめの大人味

材料（2人分）

洋なし　100g（½個）
〔A〕
　白ワイン　100cc
　ゾーンシュガー *1　0.2g
　バニラビーンズ　3g（1本）
ソース
　スイートチョコレート　20g
　豆乳　60cc
　牛乳（低脂肪）　20cc
　ブランデー　小さじ½
付け合わせ
　旬のフルーツ *2　適量
　ピスタチオ　少々
　ミント　少々
　アングレーズソース（市販のもの）　小さじ1

作り方

1. 洋なしを煮る／鍋に〔A〕と皮をむいた洋なしを入れ、弱火で約10分煮て、そのまま冷ます。洋なしを取り出し、半分に切り、種を取り除く。さらに½に切る。
2. グラニテ（*3）を作る／①の煮汁を冷凍室で凍らせる。
3. ソースを作る／ボウルにソースの材料を入れ、湯せんにし、かきまわしながら溶かす。
4. 盛り付ける／皿に①の洋なしを盛り、②をのせる。③をかけ、砕いたピスタチオを振り、ミントを飾る。旬のフルーツを添え、アングレーズソースをかける。

*1　グラニュー糖を使って作る場合は、分量を20gとする。
*2　ここでは柿、ブルーベリー、いちじくの白ワイン煮を添えて仕上げている。
*3　グラニテとは、果汁やアルコール類を凍らせただけのデザート。

Chef's lessons

アングレーズソースは、卵と牛乳で作るもっとも一般的なソース。市販のものもありますが、簡単なのでぜひ手作りしてみてください。材料【卵黄1個、グラニュー糖20g、牛乳90cc、バニラビーンズ2g】を小鍋に入れて火にかけ、沸かさないよう注意して混ぜ合わせる。あとは冷やせばできあがり。

エネルギー	（グラニュー糖）	炭水化物	たんぱく質	脂質
128.3kcal	(167.9kcal)	67.2kcal	11.6kcal	49.5kcal

Part 3　お酒のおつまみも、デザートも

温かいりんごのタルトとバニラアイス

焼きたて熱々のパイの上で
冷たいアイスがとろ〜り溶けて
コンビネーションが絶妙です

材料（2人分）

冷凍パイ生地（市販のもの） 40g
りんご（紅玉） 60g（1個）
ゾーンシュガー *1 0.12g
シナモンパウダー 少々
バニラアイスクリーム *2 30g
ミント 少々

作り方

1. 準備をする／りんごは皮付きのまま薄切りにする。冷凍パイ生地を解凍し、2mmほどの厚さにのばし、フォークで穴をあける。直径15cmの型でくりぬき、190℃のオーブンで約5分、から焼きする。
2. パイを作る／から焼きしたパイ生地の上にりんごを並べ、ゾーンシュガーを振りかけ、200℃のオーブンで8〜10分焼く。
3. 盛り付ける／皿に②のパイを盛り、シナモンパウダーを振り、アイスクリームをのせ、ミントを飾る。

*1 グラニュー糖を使って作る場合は、分量を12gとする。
*2 レシピで使用しているアイスクリームは、ゾーンオリジナルの低カロリーのものだが、市販のものの場合、ラクトアイスなど低脂肪のものを選ぶとよい。

Chef's lessons

りんごを使ったお菓子のなかでも、タルトのように焼き上げるもののときは、酸味が強く、形の崩れない固めのものを選ぶのがポイントです。品種でいうと、紅玉りんごがもっとも適しています。きれいな濃い赤色をしているので、皮付きのまま使えば、見た目にもアクセントのきいた仕上がりを楽しめます。

エネルギー	（グラニュー糖）	炭水化物	たんぱく質	脂質
132.1kcal	(155.9kcal)	52.2kcal	8.8kcal	71.1kcal

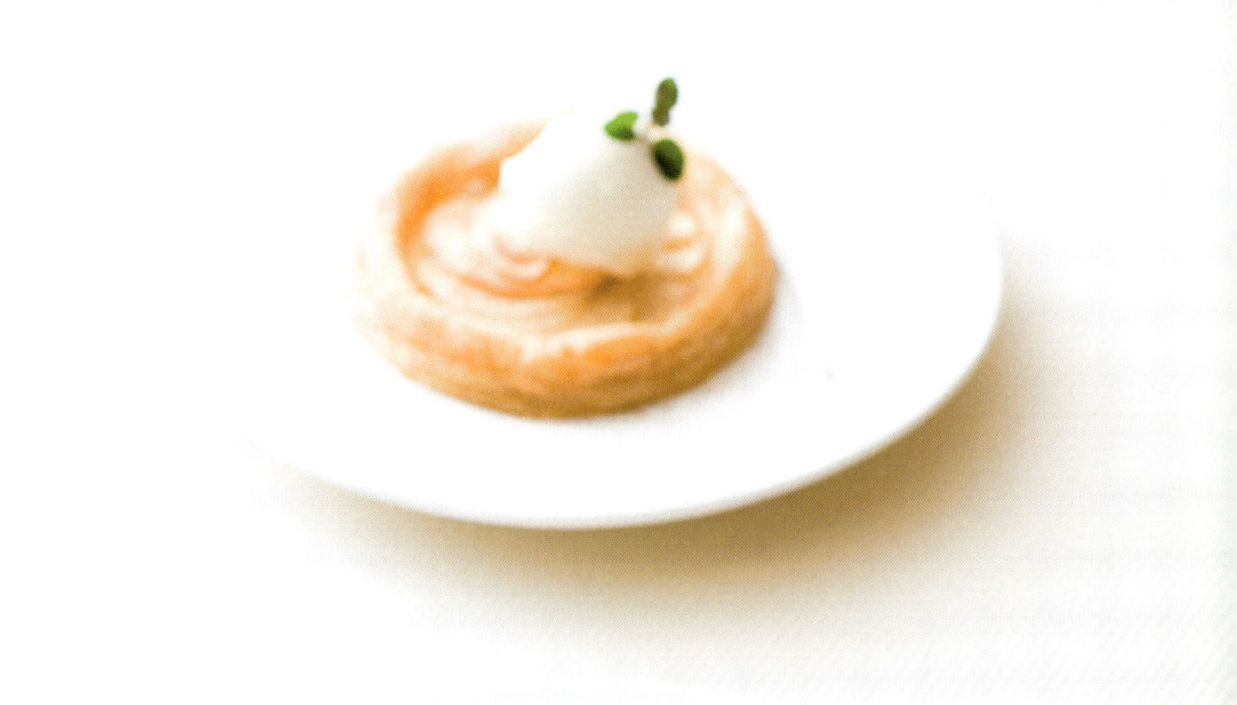

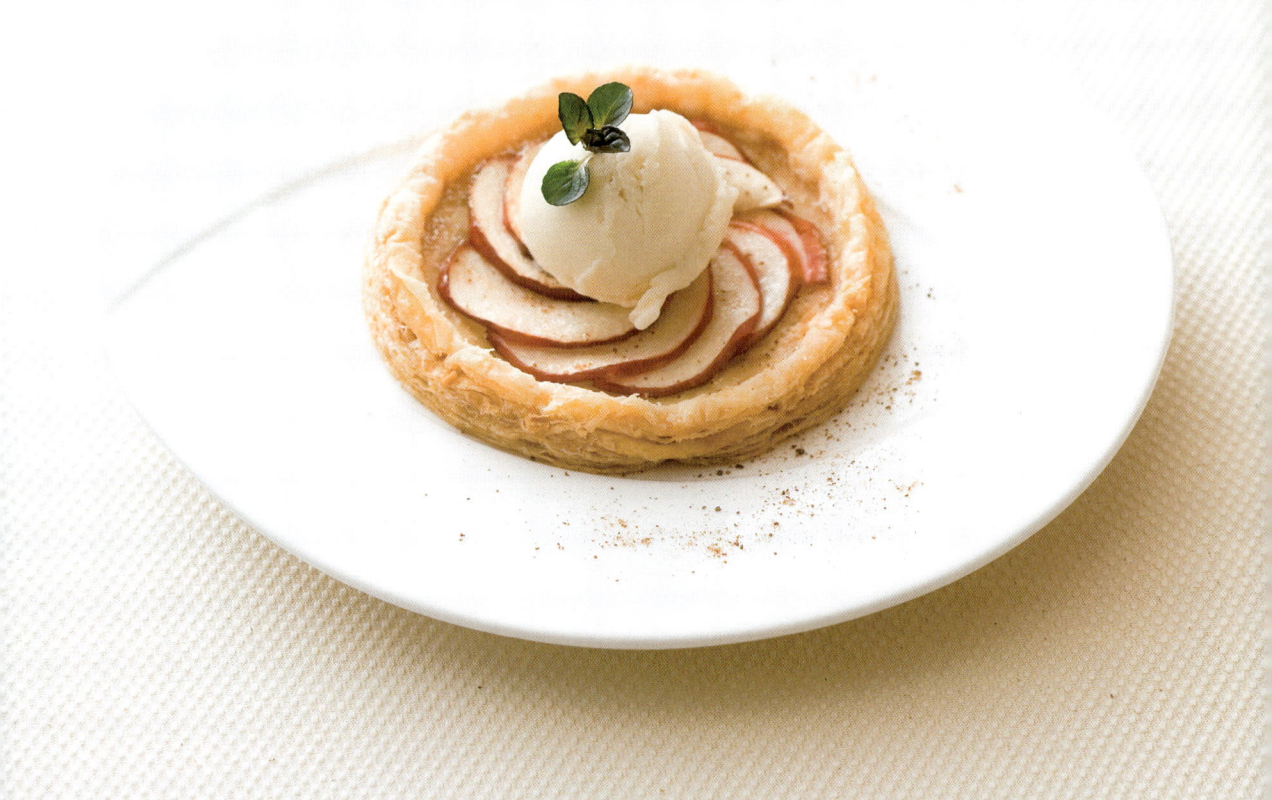

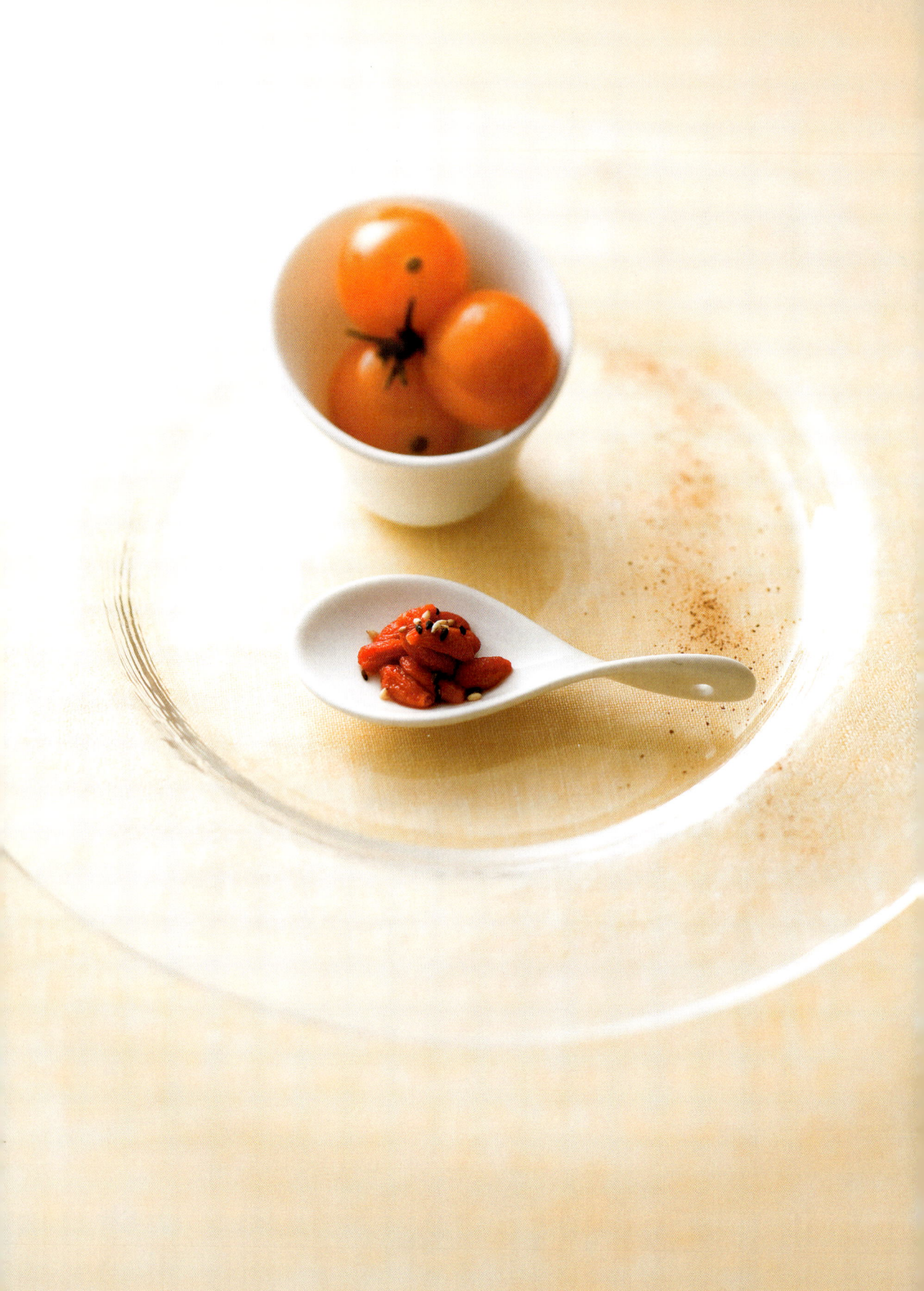

きんかんのコンポート シナモン風味

きんかんの酸味とほろ苦さが
甘さ控えめのシロップでマイルドな味わいに
クコの実を添えてゾーンバランスも完璧です

材料（2人分）

きんかん　100g（5〜6個）
〔A〕
　白ワイン　100cc
　ゾーンシュガー ＊1　0.12g
　シナモンスティック　1本
　レモン汁　小さじ½
クコの実　8g
ごま（黒・白）　各少々

＊1　グラニュー糖を使って作る場合は、分量を12gとする。

作り方

1. 準備をする／きんかんは皮付きのまま、楊枝などで6カ所ぐらい穴をあける。
2. きんかんを煮る／鍋で〔A〕を沸かし、きんかんを入れて弱火にし、落とし蓋をして約5分煮て、そのまま冷やす。
3. 盛り付ける／器にきんかんを盛り、水でもどしたクコの実を添え、ごまを振る。

Chef's lessons

きんかんは酸味がかなり強いため、そのままフルーツとして食べるというよりは、料理の素材として使われることの多い果実ですが、たかがきんかん、されどきんかん！ 皮ごと食べられるので、ビタミンC、ビタミンE、カルシウムと栄養たっぷり。美肌保持や老化防止に効果があるというのも納得です。

エネルギー	（グラニュー糖）	炭水化物	たんぱく質	脂質
49.9kcal	(73.7kcal)	43.0kcal	2.4kcal	4.5kcal

Part3　お酒のおつまみも、デザートも

プラムのカクテル ウーロンの香り

甘酸っぱいプラムを赤ワインで煮て
スパイスとウーロンの風味を楽しみます
ヨーグルトやアイスに添えても好相性

材料（2人分）

プラム（干・種なし）　100g（8個）
〔A〕
　赤ワイン　180cc
　ゾーンシュガー *1　0.15g
　レモン　1/4個
　ローズマリー　少々
ウーロン茶葉　大さじ2
バニラビーンズ　3g（1本）
シナモンスティック　1本
ローリエ　1枚

*1　グラニュー糖を使って作る場合は、分量を15gとする。

作り方

1. 準備をする／鍋に〔A〕を入れ、強火で沸かし、アルコール分を飛ばす。
2. プラムを煮る／①にプラムを入れ、ウーロン茶葉、バニラビーンズ、シナモンスティック、ローリエを加え、落とし蓋をし、弱火で約15分煮て、そのまま冷やす。
3. 盛り付ける／カクテルグラスやガラスの器に、②を盛り付ける。

エネルギー	（グラニュー糖）	炭水化物	たんぱく質	脂質
124.8kcal	(154.5kcal)	117.9kcal	6.0kcal	0.9kcal

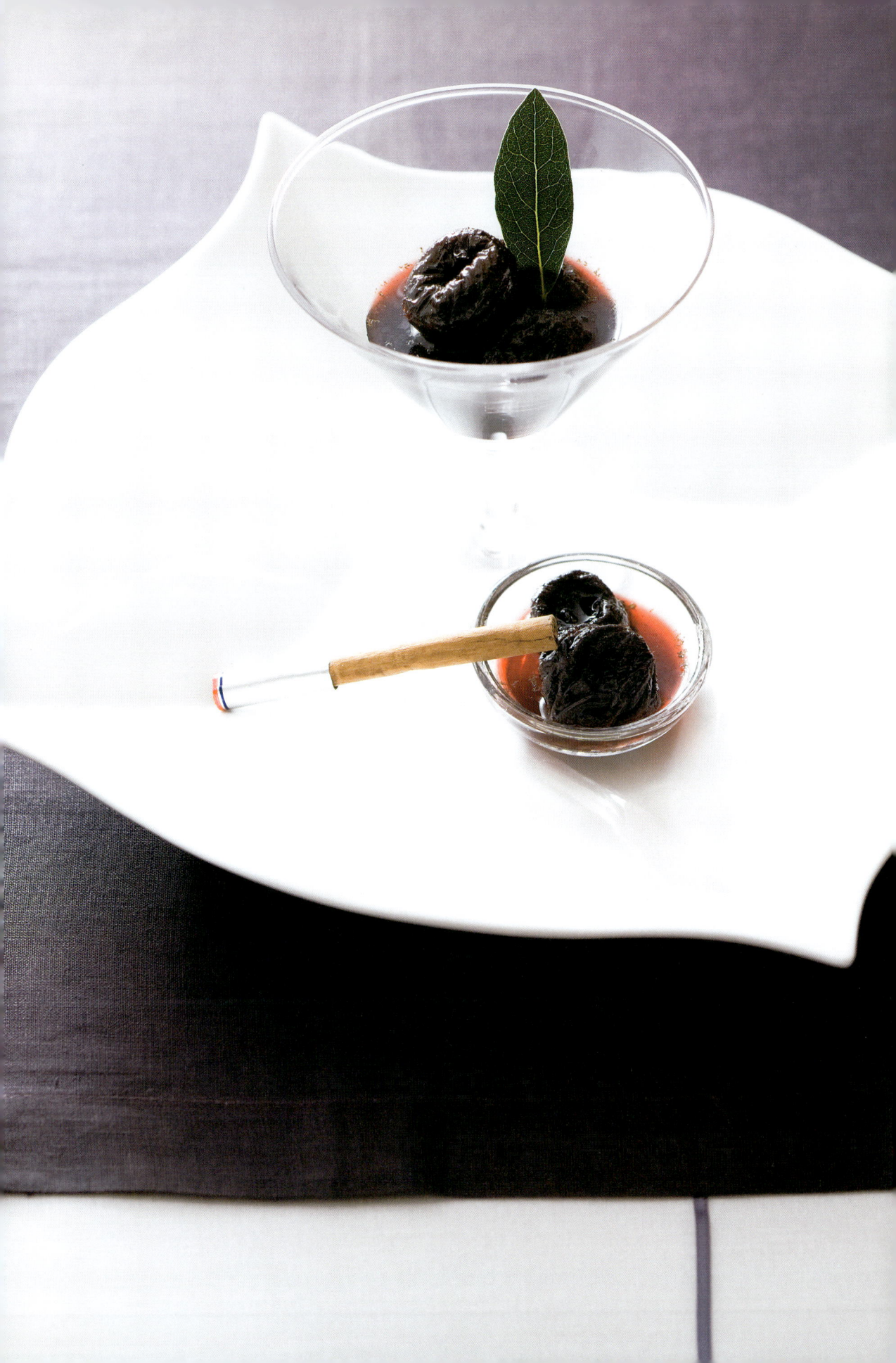

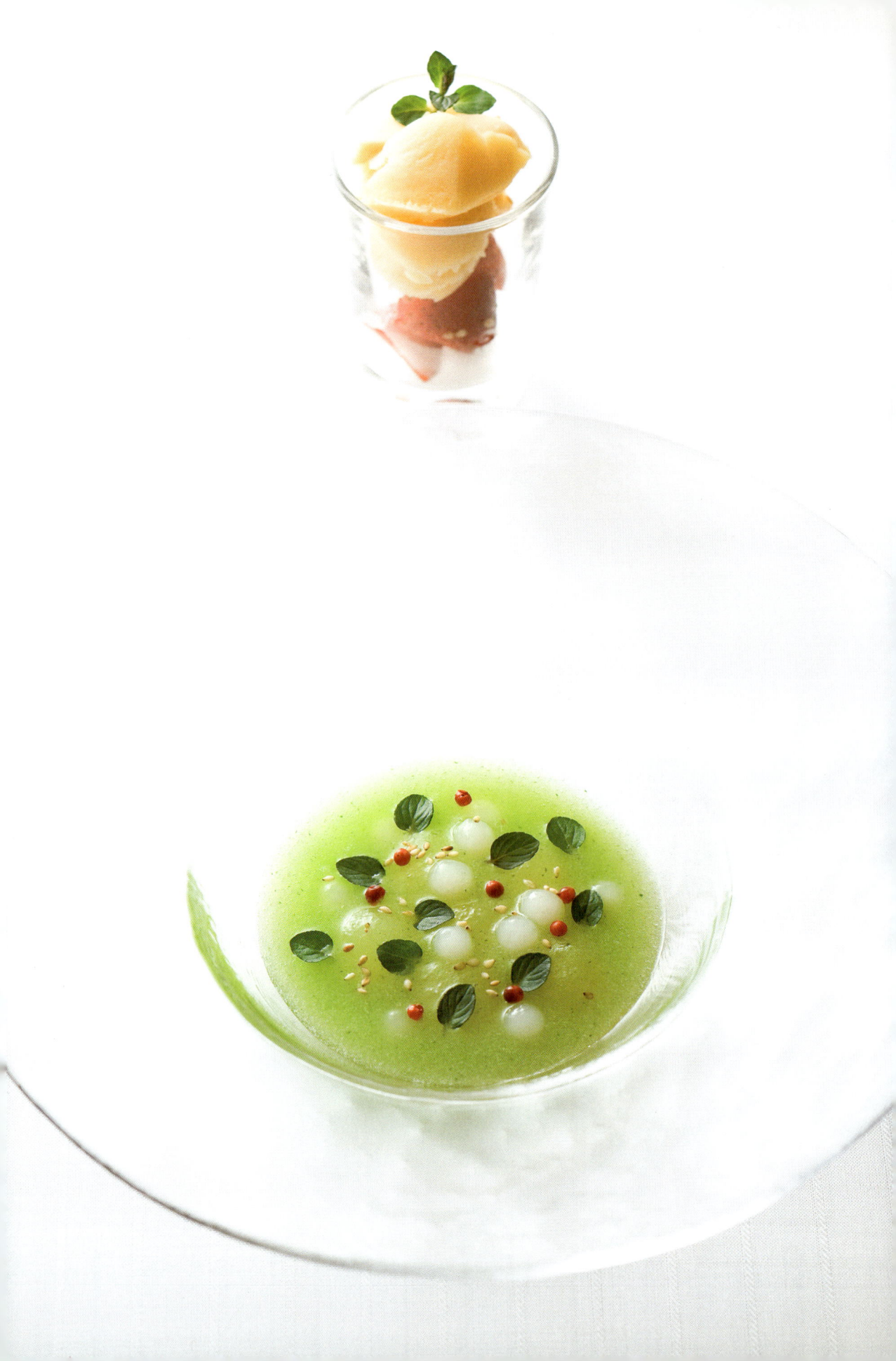

メロンのスープ シャーベットを添えて

芳醇な香りのメロンを贅沢に使った
冷たくてさわやかなスープです
デザートとしてはもちろん、前菜としても

材料（2人分）

スープ
- メロン（夕張もしくはマスク） 80g
- 水 40cc
- バニラビーンズ 3g（1本）
- グラニュー糖 8g

メロン（夕張もしくはマスク） 20g
ジャンボタピオカ *1 10g（20粒）
白ごま 少々
ピンクペッパー 少々
ミント 少々

シャーベット
- マンゴー 50g
- 水 小さじ1
- グラニュー糖 小さじ1
- レモン汁 小さじ$\frac{1}{3}$

いちご 25g（2個）

作り方

1. 準備をする／メロン（20g）はスプーンなどで丸くくりぬく。メロン（80g）とマンゴーは適当な大きさに切る。
2. スープを作る／スープの材料をフードプロセッサーかミキサーにかけ、なめらかにする。
3. シャーベットを作る／シャーベットの材料をフードプロセッサーかミキサーにかけ、ピューレにし、ボウルに移す。よく泡立ててから冷凍室に入れ、20分ごとに取り出しかき混ぜる。6回繰り返し、なめらかになったらできあがり。
4. 盛り付ける／器に②をよそい、①のくりぬいたメロンとタピオカを浮かべ、ミント、白ごま、ピンクペッパーを散らす。別の器に③といちごを盛り、ミントを飾る。

*1 タピオカは、水で15分ほどもどす。
　　鍋底をかき混ぜながら、弱火で18分ほど煮る。

Chef's lessons

メロンは、栄養素的にも申し分のないフルーツです。体の中の水分バランスを調節する働きのあるカリウムや繊維質を多く含むため、二日酔いの朝に食べれば、むくみを解消し、酔いを早くさましてくれます。また、ビタミンCの量が意外と多いことから、美肌効果も期待できます。

エネルギー	炭水化物	たんぱく質	脂質
86.2kcal	81.2kcal	3.2kcal	1.8kcal

Chef's lessons 番外編

＊ 裏ごし　●「仔羊肉と野菜のポテトケース　エスニックの香り」(P38)

茹でた野菜や液体のソースなどの固まりや不純物を取り除き、なめらかな状態にすること。野菜などの場合、裏ごし器や網目の細かいざるに材料をのせ、網目に対して木べらを斜め手前に引くようにします。豆類やいも類は、冷めると粘りが出てきますので、熱いうちに手早く行うのがポイントです。

＊「ます」と「鮭」　●「紅ますの温かいサラダ　ゆずのソース」(P40)

どちらも同じサケ科に属する同種の魚。一般的に鮭と呼ばれるものは、成長にともない川から海へ下り、産卵期にまた川へと戻ってきます。ところが、これらの中で海へ下りないものがいて、それらの呼び名が「紅鮭」は「ひめます」、「さくらます」は「やまめ」と変わっているのです。

＊ スパイス　●「根菜類の玄米カレー」(P74)

カレーのスパイスは多種多様。色を赤くしたいときはパプリカの粉末を、辛くしたいときはカイエンペッパーをたっぷりと使います。コリアンダーの粉末を入れるとオリエンタルでスパイシーな仕上がりに。また、辛さをマイルドにしたいときは、フルーツチャツネやはちみつを少し加えるといいでしょう。

＊ フュメ・ド・ポワソン　●「ピスタチオを着せたひらめのロースト　赤ワインソース」(P88)

白身魚のあらと香味野菜や白ワインなどを合わせてとっただし汁のことで、フランス料理やイタリア料理では頻繁に使われます。魚料理にはもちろん、リゾットやパスタなどに使うことで味に深みが増します。ブイヨン（洋風だし）同様、顆粒や固形のものが市販されています。

＊ グリーンマスタード　●「野菜と鴨胸肉のガルグイユ　グリーンマスタード風味」(P90)

からし菜の一種で、まだ若いうちに摘み取ったものをいいます。ツンとくる辛みは独特で、肉料理などの付け合わせにはもちろん、サラダやサンドイッチにもよく合います。グリーンマスタードのように、香りや味にくせのあるハーブにも挑戦してみてください。料理の幅が広がりますよ。

＊ パートフィロー　●「仔羊背肉のソテー　ピラミッドスタイル」(P94)

小麦粉から作られた薄い生地。油脂分を含んでいないため、肉や魚介を包んで加熱するとふっくらと軽く仕上がります。また、刷毛で表面に薄くオリーブオイルを塗り、180℃のオーブンで約5分。パリッと香ばしく焼いたパートフィローを飾れば、まるでプロが盛り付けたような仕上がりに。

＊ エスプーマ　●「にんじんといんげんの瞬間テリーヌ　マッシュルームのソース」(P102)

エスプーマには、スペイン語で「泡」という意味があり、様々な液体を泡状（ムース状）にすることができる最新の料理法です。プロは専用の器具を使って、一気に泡を作りますが、ご家庭ではカプチーノ・クリーマーなどを使ってソースに空気を含ませるようにして、ホイップしてみてください。

野菜と果物の重さ一覧

本書のレシピでは野菜や果物の分量は重さ(g)で表記し、
そのうち可能なものについては目安量を個数で表し併記してあります。
それぞれの食材の平均的な重さは、次のリストを参考にしてください。

野菜	1個の重さ(g)
きゅうり	90
ズッキーニ	80
なす	60
トマト	(中)100
フルーツトマト	60
ミニトマト	10
ピーマン	30
パプリカ	80
ごぼう	120
れんこん	180
さといも	(小)40〜50
むかご	10
じゃがいも	(小)60 (中)120
メークイーン	80〜100
にんじん	90〜120
金時にんじん	200〜240
ミニキャロット	10
玉ねぎ	(小)120 (中)160
小玉ねぎ	15
大根	60(6cm分)
小かぶ	40
ラディッシュ	20
はくさい	50(葉1枚)
キャベツ	30(葉1枚)
芽キャベツ	12.5
アスパラガス	15(1本)
ほうれん草	300(1束)
ミニチンゲン菜	60(1株)
ブロッコリー／カリフラワー	16(1片)
スティックセニョール	10
トレビス	6(葉1枚)
ルッコラ	2.5(葉1枚)
セロリ	100(40cm・1本)
クレソン	40(1束)
アンディーブ	10(1枚)
パセリ	60(1枝)
つまみ菜	80(1袋)
いんげん	2〜4(1本)
スナップえんどう	5
アボカド	120
みょうが	12
まいたけ	120(1パック)
りんご	200〜240
紅玉	60
ブルーベリー	1.2(1粒)
フランボワーズ	1.6(1粒)

ゾーンが身体にいい理由：理論的根拠

理論のベースは医食同源

　医食同源とは、中国に古くより伝わる言葉で、病気を治すのも食事をするのも、生命を養い健康を維持するうえでは同じく大切であり、逆にいえば、食べることは薬を飲むことと同じであるという思想をあらわしています。ゾーンの生みの親であるシアーズ博士は、食が薬になるという医食同源の考え方を、化学的解析と根拠を持って明らかにし、栄養バランスの取れた食事を、薬を飲むがごとく規則正しく摂取することで、健康的な生活がもたらされると提唱しているのです。

　ゾーンの食事の基本となっている考え方——それは本書のなかでも、キーワードとしてくり返し登場している「4（炭水化物）：3（たんぱく質）：3（脂肪）」の栄養素比率に基づいています。より正確にいうと、これは質量比ではなく、エネルギー（カロリー）比においてということになるのですが、とくに重要視してほしいのが炭水化物とたんぱく質の比率で、炭水化物を1とすればたんぱく質は0.75。多少の誤差は生じるものとして、たんぱく質を0.6〜1の範囲内でおさめることが必要とされています。

[ゾーンの栄養比率]

炭水化物	たんぱく質	脂肪
40%	30%	30%

4：3 ＝ 1：0.75（0.6〜1を許容範囲）

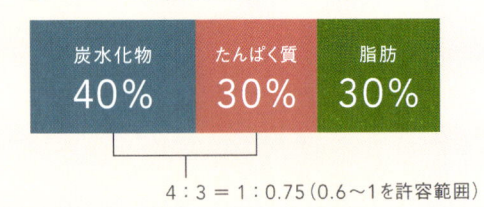

ホルモンコントロールがカギ

　では、なぜ「4・3・3」なのでしょうか。これをひもとくカギは肥満のメカニズムにあります。肥満の主要因である体脂肪は、どのようなプロセスで蓄積されるのでしょう。

　一般に、食事によって摂取するエネルギーが、基礎代謝量と生活によって消費されるエネルギーの合計よりも多ければ、余った分が脂肪に転換され蓄積されてしまうとされています。ですが、シアーズ博士は、このエネルギー収支に頼った考え方ではなく、ホルモン分泌や酵素に注目して肥満の原因をとらえ直しました。その結果——体脂肪燃焼の生化学的反応や各栄養素の働きなどについては、専門的な話になるので割愛しますが——エイコサノイドというホルモンが肥満に深くかかわっているということがわかったのです。

　エイコサノイドには善玉と悪玉があり、両者がバランスよく生成されていれば、体脂肪を積極的に燃焼する代謝のよい身体がつくられるだけでなく、様々な病気への抵抗力を高めてくれるということもわかりました。そして、さらに研究を進めるにつれ、マクロ栄養素（炭水化物、たんぱく質、脂肪）を「4：3：3」の比率で摂取することで、このエイコサノイドの生成をコントロールすることができるということが解明されたというわけです。

誰にでも、いますぐ試していただくために

　これまで、「4:3:3」の栄養バランスを守って作られた食事が、いかに理想的なものであるかということについて述べてきました。とはいえ、この法則にのっとった献立を自分で作るためには、あらゆる食材の栄養素を理解しなくてはなりません。

　そこで、シアーズ博士は、一般の人でも手軽に実践できるよう、一日に必要な三大栄養素それぞれの摂取量を「ポイント」という新しい単位を使って換算するとともに、主要な食材のポイントがひと目でわかる「食材リスト」を作成し、発表しています（下記に一部を例として掲載）。しかし、たとえ簡略化されたリストでも、自分にとって必要な数値を算出し、献立を一から作ることは手間のかかる作業です。本書では、もっと気楽にゾーンの食事を体験し、そのよさを実感していただけるよう、計算済みのレシピを紹介しています。

　ふだんの食事と比べると、それぞれの料理の分量（カロリー）が少ないように思うかもしれませんが、ゾーンの食事は空腹を感じにくいので安心です。むしろ、腹持ちのよさそうな炭水化物中心の食事のほうが、食後2〜3時間でお腹がすいたり、甘いものが欲しくなってしまいます。炭水化物の量に注意することから始めてみるといいでしょう。

[シアーズ博士の食材リストについて] ── 三大栄養素の最善食材(*)より抜粋 ──

●炭水化物食材の1ポイント（9g）リスト

食材名	量(g)	たんぱく質(g)	脂質(g)	エネルギー(kcal)
ごぼう	58(30cm)	1.1	0.1	38
トマト	192(1個)	1.3	0.2	36
プラム	94(2個)	0.6	0.9	43

●たんぱく質食材の1ポイント（7g）リスト

食材名	量(g)	炭水化物(g)	脂質(g)	エネルギー(kcal)
鶏胸肉（皮なし）	29	0.0	0.6	35
仔牛肉（脂身なし）	32	0.1	0.3	32
かれい	35(½切れ)	0.1	0.5	33

●脂質食材の1ポイント（1.5g）リスト

食材名	量(g)	炭水化物(g)	たんぱく質(g)	エネルギー(kcal)
アボカド	8	0.5	0.2	15
オリーブオイル	1.5	0.0	0.0	14

*エイコサノイドの生成をコントロールするうえで「最善」のものという意味で、シアーズ博士が推奨している食材のこと

Special message from Chef
シェフからのメッセージ

メタボリック症候群、糖尿病、肥満など、

様々な病気が大きな社会問題になっていますが、

これらはすべて食生活の乱れが原因であるといわれています。

理論上は、たとえいっぱい食べたとしても、

それ相応の運動をして脂肪を燃焼すれば、太ることはないはずです。

ところが、あらゆる作業がデジタル化されている現代生活において、

身体を動かすことができなくなっている、というのが現状です。

飽食の時代だからこそ、ゾーンの食事を、ぜひ採り入れていただきたいのです。

ゾーンの食事を続けていけば、ホルモン分泌が整えられて、

脂肪燃焼型の体質に変わり、ダイエット効果が得られるのはもちろん、

何より、脳を活性化するので、いつも気持ちのいい状態が保たれます。

仕事に対する意欲、やる気も向上します。

健康な生活を優先したライフスタイルを望む人たちのあいだでは、

欧米を中心に〝ロハス〟な暮らし方が定着しつつありますが、

ゾーン理論もまた、今後の食文化において、重要なキーワードとなっていくはずです。

この機会に、自分自身の食生活を見つめ直し、

身体の内側から健康に、そしてきれいになってください。

山岸一茂

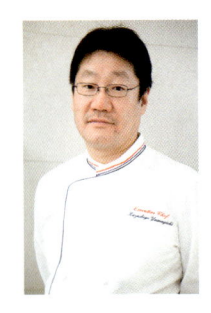

山岸一茂　Kazushige Yamagishi

レストランゾーン総料理長　北陸食育フードカレッジ特別講師
昭和37年東京都港区出身。日本のフュージョン料理の先駆者として活躍。コートドール、ホテルフェニックス、ビストロビスなどの名店で修業。1986年ビストロ・ダルブル（南青山）の総料理長に史上最年少（24歳）で就任。在籍中に渡仏、パリ、ボーヌにて修業。帰国後、ザ・ガーデン（600席）、東京ジョンブル（400席）、銀座クルーズ（1500席）、エンゼルフードシステムズ（120店舗）、メゾンバルサック（120席）などの総料理長を歴任。フュージョン料理集「海上晩餐会」（飛鳥出版）ほか、執筆多数。

◇主な資格
- フランス料理アカデミー会員（パリ）
- オーギスト・エスコフィエー会員（ニース）
- イタリア厨房士会（F.I.C）会員（ローマ）
- クラブ・ガストロノミック・プロスペール・モンタニエ会員（パリ）
- エピキュリアン・ワールド・マスターシェフズ・ソサエティー会員（ロンドン）
- ラ・シェーヌ・ド・ロティスール会員（パリ）
- レザミ・ド・キュルノンスキー会員（パリ）

ZONEエキストラバージンオイルとは？

ダイエットにとって、脂肪をどのような形で摂取するかは大きな問題といえるでしょう。ゾーンダイエットにおいても、脂肪は必ず摂取すべき重要な栄養素です。その脂肪を、良質な形で摂取するのに最適であると認められたのが、このオリーブオイル。

レストランゾーンのお店の料理は、すべてこのオリジナルのオリーブオイルを使用しています。このオイルは、イタリアのオーガニック認証団体〈Bioagricert〉による150項目を超える審査に合格しているので、そのクオリティはお墨付き。

ウンブリア州産の青々としてフルーティーな薫り高きオリーブと、シシリー産のまろやかで口当たりのよいオリーブを調和させた、フレッシュでクセも強くない、どんな料理にも使いやすい味わいです。美味しくて、太りにくい体づくりのための頼もしい味方です。

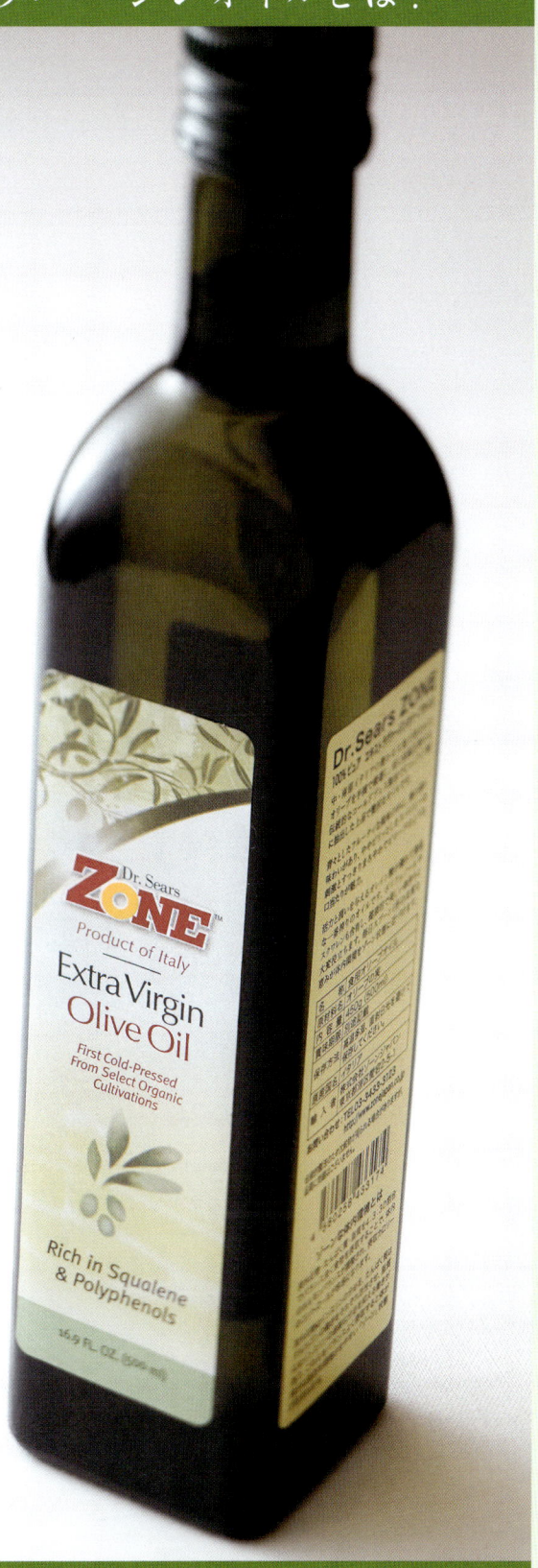

オリーブオイルのお問い合わせ先：ゾーンジャパン　http://www.zonejapan.co.jp/products/　TEL:03-3433-3123

制作プロデュース	株式会社ゾーンジャパン〔http://www.zonejapan.co.jp〕
栄養計算	株式会社ゾーンジャパン
撮影	青山紀子
スタイリング	小澤利江
アートディレクション	福田和雄
ブックデザイン	小口翔平（Fukuda Design）
イラスト	オオノ・マユミ
校正	山本芳子（四季工房）
編集	千葉淳子
撮影協力	レストラン・ゾーン

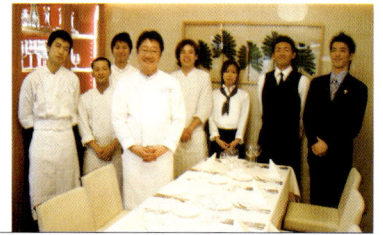

撮影／粕谷紀彰

4・3・3で太らない
レストラン「Zone」の美食レシピ

2008年8月1日　初版第1刷発行

監修	山岸一茂（株式会社ゾーンジャパン）

協力	北陸食育フードカレッジ〔http://www.hokurikugakuen.ac.jp〕
	有限会社ブルフーズ
	株式会社M&Yシモタファーム
	有限会社高善
	高瀬物産株式会社
	株式会社日本バイオテック

発行者	木谷仁哉
発行所	株式会社ブックマン社
	〒101-0065　千代田区西神田3-3-5
	TEL 03-3237-7777　FAX 03-5226-9599
	http://www.bookman.co.jp

印刷・製本	凸版印刷株式会社

©Zone Japan Co.,Ltd.　BOOKMAN-sha2008
ISBN 978-4-89308-692-1

定価はカバーに表示してあります。乱丁・落丁本はお取り替えいたします。
本書の一部あるいは全部を無断で複写複製及び転載することは、
法律で認められた場合を除き著作権の侵害となります。

ZONE™

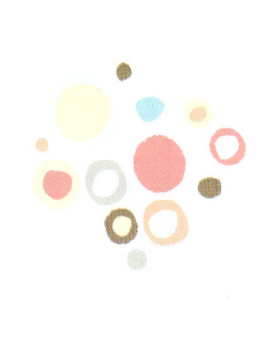

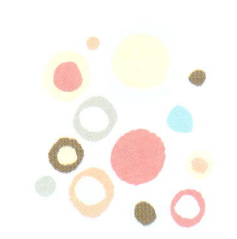

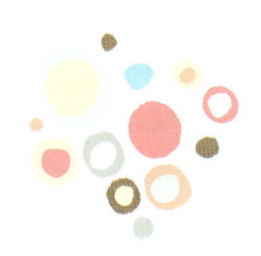

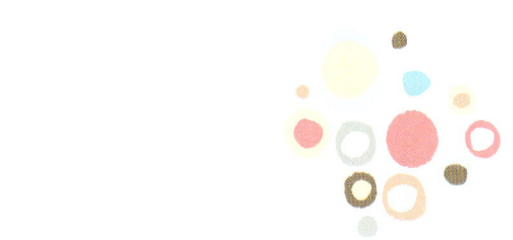

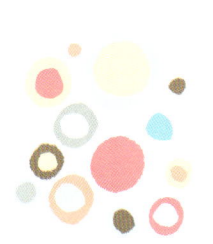

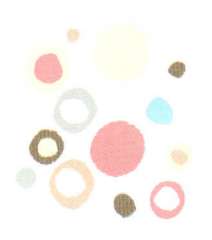

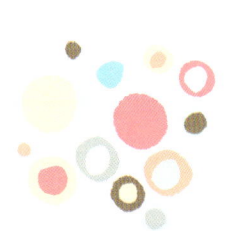

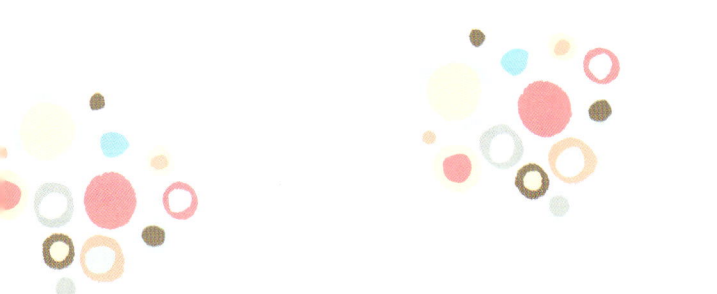

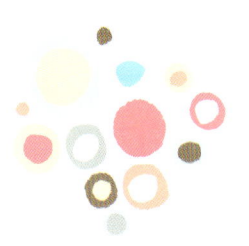

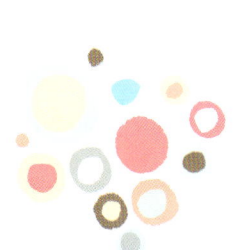

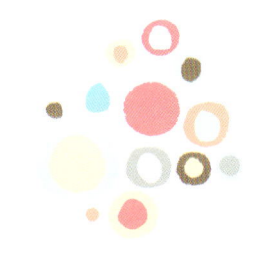

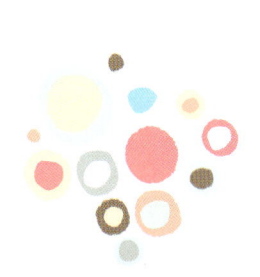

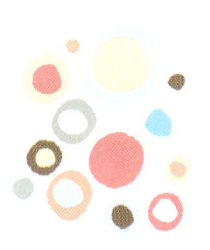

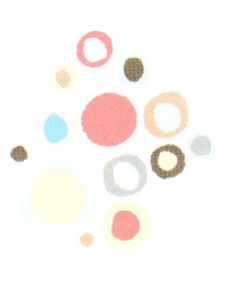

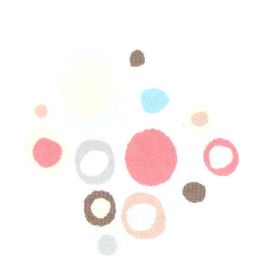

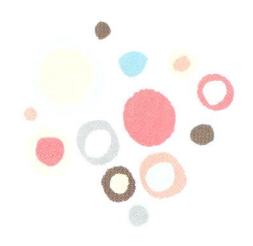

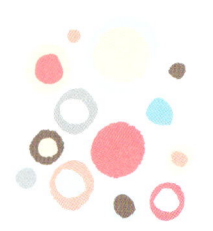

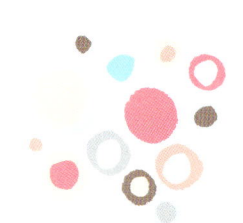

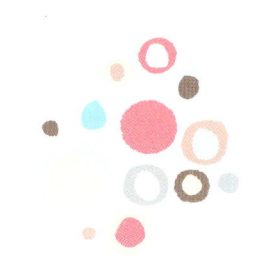

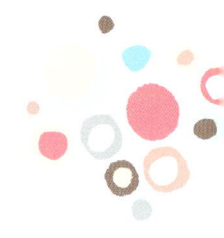

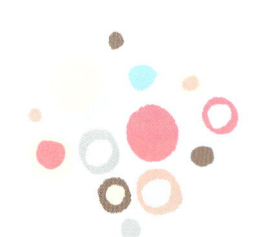

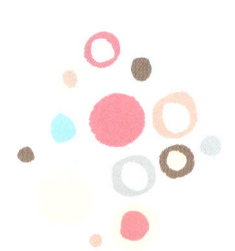

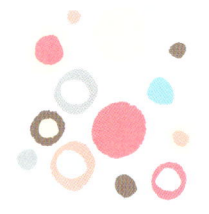

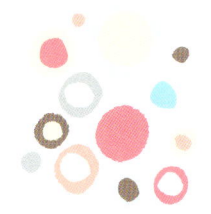

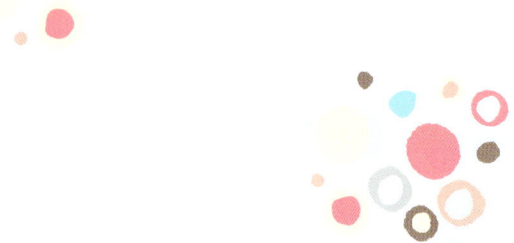

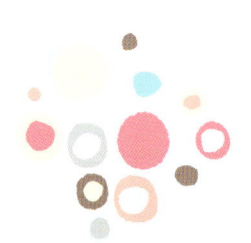

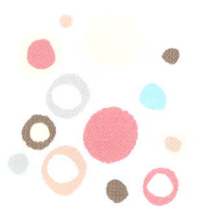

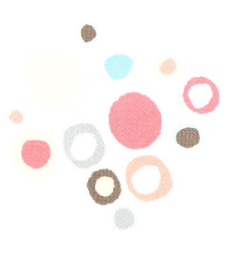

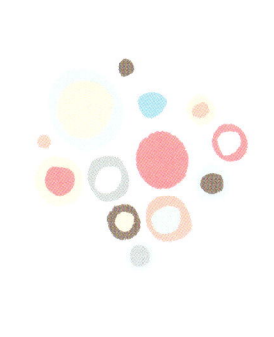

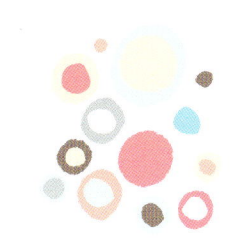

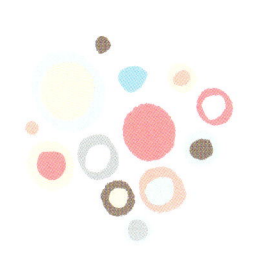

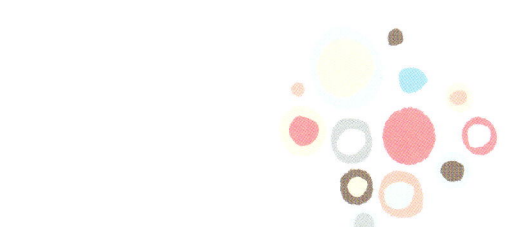

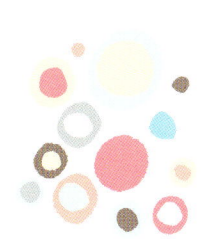

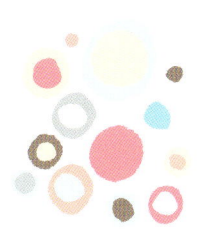

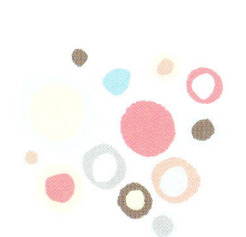

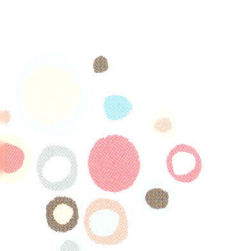

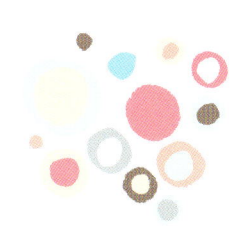

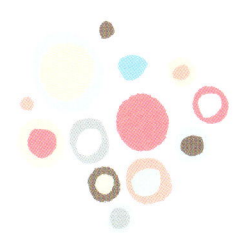

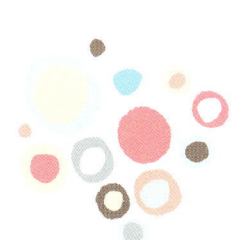

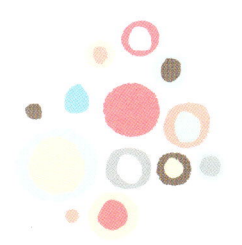

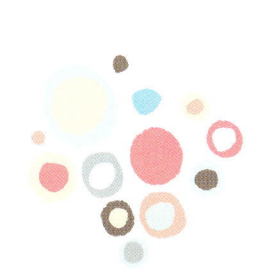

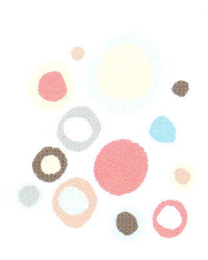

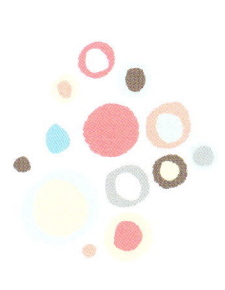

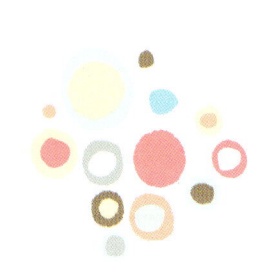

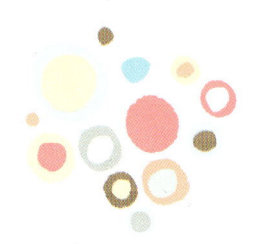

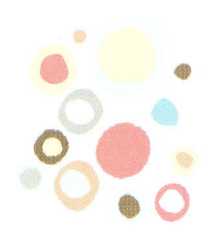

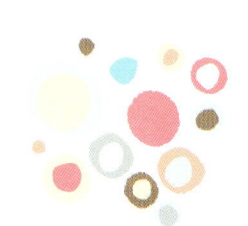

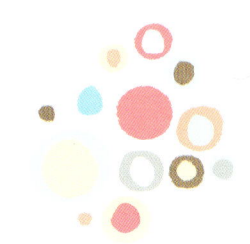

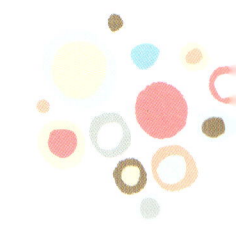

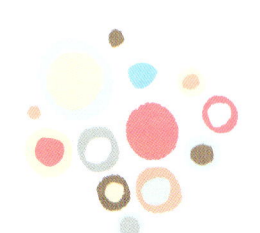

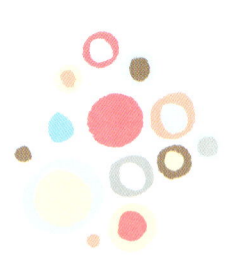

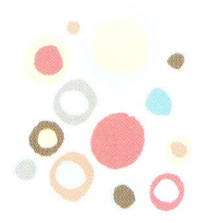

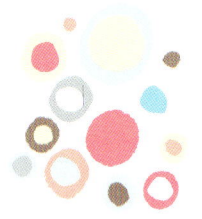

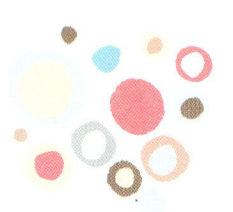

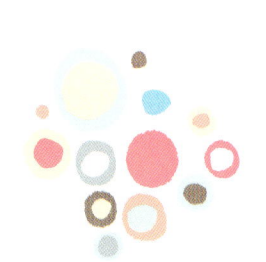

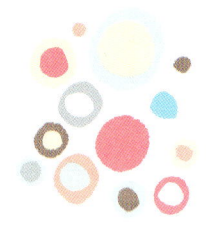

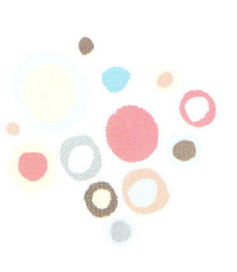